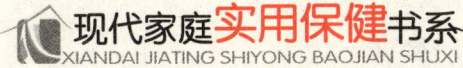

现代家庭实用保健书系
XIANDAI JIATING SHIYONG BAOJIAN SHUXI

图解常见病
经穴按摩疗法

王少臣 ◎ 编著

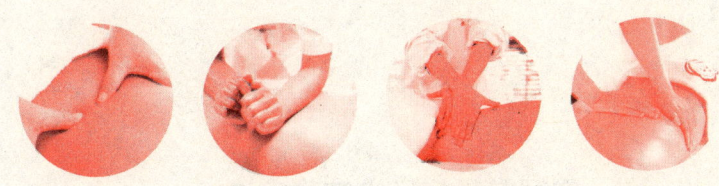

上海科学普及出版社

图书在版编目(CIP)数据

图解常见病经穴按摩疗法/王少臣编著. -- 上海：上海科学普及出版社, 2013.5
ISBN 978-7-5427-5544-5

Ⅰ.①图… Ⅱ.①王… Ⅲ.①常见病-按摩疗法(中医)-图解 Ⅳ.①R244.1-64

中国版本图书馆 CIP 数据核字(2012)第 249563 号

责任编辑　宋惠娟　胡　伟
特约编辑　蔡　婷

图解常见病经穴按摩疗法
王少臣　编著
上海科学普及出版社出版发行
(上海中山北路 832 号 邮政编码 200070)
http://www.pspsh.com

各地新华书店经销　北京洲际印刷有限责任公司印刷
开本 787×1092　1/16　印张 13.25　字数 184 千字
2013 年 5 月第 1 版　2013 年 5 月第 1 次印刷

ISBN 978-7-5427-5544-5　　　　定价：25.00 元

前　言

　　按摩疗法是祖国传统医学宝库中的一朵奇葩，它以脉象、经络等中医学理论为指导，运用各种不同的按摩手法，在人体适当的部位进行操作，产生的刺激信息通过反射的方式，对人体的神经、体液等功能施加影响，达到防治疾病、消除疲劳、增强体质、健美防衰、延年益寿的目的。按摩手法由于简单易学、效果显著，因此深受人们的喜爱，几千年来流传不衰，并已风靡全球。

　　现代社会由于人们生活节奏加快，各种压力不断增加，很多人都处于一种亚健康状态。越来越多的人把关注健康的目光转向了保健按摩。为了帮助读者轻松掌握各种保健按摩的手法、要领和相关知识，我们编写了《图解常见病经穴按摩疗法》、《图解常见病足部按摩疗法》、《图解常见病手部按摩疗法》这套丛书。

　　这套丛书在中医理论的基础上，重点介绍了常用经穴、足部、手部的按摩手法以及常见病症的按摩方法，内容翔实，突出实用。其最大的特点是图文对应，一目了然；语言通俗易懂，一看就会，为人们的健康生活提供了简单、有效的指导。

目 录

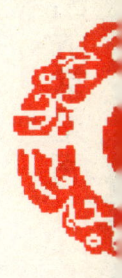

第一部分　经络与穴位

一、经　络 …………………… 3
  1. 什么是经络 …………… 3
  2. 经络的组成 …………… 3
  3. 经脉的命名 …………… 5
  4. 十二经脉的循行规律 …
　………………………………… 6
  5. 经络的功能和作用 …… 7

二、人体经络与病症 …………… 9
  1. 手太阴肺经 …………… 9
  2. 手阳明大肠经 ………… 10
  3. 足阳明胃经 …………… 11
  4. 足太阴脾经 …………… 12
  5. 手少阴心经 …………… 13
  6. 手太阳小肠经 ………… 14
  7. 足太阳膀胱经 ………… 15
  8. 足少阴肾经 …………… 16
  9. 手厥阴心包经 ………… 17
  10. 手少阳三焦经 ………… 18
  11. 足少阳胆经 …………… 19
  12. 足厥阴肝经 …………… 20
  13. 督脉 …………………… 21
  14. 任脉 …………………… 22

三、穴　位 …………………… 23
  1. 穴位的概念 …………… 23
  2. 穴位的分类 …………… 24
  3. 穴位的基本特性 ……… 24
  4. 特定要穴 ……………… 26

四、穴位的定位方法 …………… 31
  1. 解剖标志定位法 ……… 31
  2. 骨度分寸定位法 ……… 31
  3. 手指同身寸取穴法 … 34
  4. 简便取穴法 …………… 35

五、常用穴位 …………………… 36
  1. 头颈部穴位 …………… 36
  2. 胸腹部穴位 …………… 43
  3. 腰背部穴位 …………… 49

4. 上肢部穴位 …………… 56
5. 下肢部穴位 …………… 62
6. 头项部穴位 …………… 71
7. 胸腹部穴位 …………… 74
8. 腰背部穴位 …………… 77
9. 上肢部穴位 …………… 81
10. 下肢部穴位 …………… 83

第二部分　经穴疗法

一、按摩手法 ………………… 89
 1. 按摩的法则 …………… 89
 2. 按摩的基本治法 ……… 89
二、配穴原则与施治顺序 …… 92
 1. 配穴原则 ……………… 92
 2. 施治顺序 ……………… 94
三、按摩体位与手法要领 …… 95
 1. 按摩体位 ……………… 95
 2. 按摩手法要领 ………… 96
四、按摩常用手法 …………… 99
 1. 推法 …………………… 99
 2. 拿法 …………………… 100
 3. 按法 …………………… 100
 4. 摩法 …………………… 101
 5. 点法 …………………… 102
 6. 揉法 …………………… 104
 7. 搓法 …………………… 105
 8. 颤法 …………………… 106
 9. 拍法 …………………… 107
 10. 击法 ………………… 108
 11. 叩法 ………………… 109

12. 啄法 ………………… 109
13. 捏法 ………………… 110
14. 掐法 ………………… 111
15. 提法 ………………… 112
16. 压法 ………………… 113
17. 抚法 ………………… 113
18. 抹法 ………………… 114
19. 捻法 ………………… 115
20. 分法 ………………… 115
21. 合法 ………………… 116
22. 抖法 ………………… 117
23. 扳法 ………………… 118
24. 摇法 ………………… 119
25. 振法 ………………… 119
26. 滚法 ………………… 120
27. 擦法 ………………… 121
28. 梳法 ………………… 123
五、灵活选用按摩介质 ……… 125
 1. 粉剂介质 ……………… 125
 2. 油剂介质 ……………… 126
 3. 水剂介质 ……………… 126

4. 酒剂介质 …………… 127
六、按摩的注意事项与禁忌 … 129
　　1. 按摩的注意事项 …… 129
　　2. 按摩的禁忌 ………… 130

第三部分　身体病症

一、头面部病症 …………… 135
　　1. 头痛 ………………… 135
　　2. 三叉神经痛 ………… 137
　　3. 眩晕 ………………… 139
二、五官病症 ……………… 141
　　1. 牙痛 ………………… 141
　　2. 口疮 ………………… 142
　　3. 鼻炎 ………………… 144
　　4. 近视 ………………… 146
　　5. 结膜炎 ……………… 147
三、颈肩病症 ……………… 149
　　1. 颈酸痛 ……………… 149
　　2. 肩酸沉 ……………… 150
　　3. 落枕 ………………… 152
　　4. 颈椎病 ……………… 153
　　5. 肩周炎 ……………… 154
四、腰腿病症 ……………… 157
　　1. 腰痛 ………………… 157
　　2. 腰椎间盘突出 ……… 159
　　3. 足跟痛 ……………… 161

第四部分　内科病症

一、呼吸系统 ……………… 165
　　1. 感冒 ………………… 165
　　2. 支气管炎 …………… 167
　　3. 咽炎 ………………… 169
　　4. 哮喘 ………………… 171
二、消化系统 ……………… 174
　　1. 消化不良 …………… 174
　　2. 腹泻 ………………… 176
　　3. 便秘 ………………… 178
　　4. 胃炎 ………………… 180
　　5. 肝炎 ………………… 182
　　6. 胆绞痛 ……………… 184
　　7. 痔疮 ………………… 186
三、循环与泌尿系统 ……… 188
　　1. 高血压 ……………… 188
　　2. 低血压 ……………… 189
　　3. 冠心病 ……………… 191
　　4. 肾炎 ………………… 193

5. 膀胱炎 …………… 195
四、内分泌系统 …………… 196
 1. 肥胖症 …………… 196
 2. 糖尿病 …………… 197
3. 痛风 …………… 199
五、神经精神系统 …………… 201
 1. 神经衰弱 …………… 201
 2. 精神疲劳 …………… 203

第一部分　经络与穴位

一、经　络

　　经络学说是中医学的基础理论之一。对经穴按摩疗法而言，经络学说的指导更为重要，它具体详细地对针灸和按摩疗法的生理、病理、诊断及治疗等原理加以阐述。同时，经络学说的原理与阴阳、五行、藏象、气血、津液等中医学说也是一脉相承，相辅相成的，可以说经络学说是经穴按摩疗法的主要理论基础。

1. 什么是经络

　　所谓经络，它是经脉和络脉的总称，是运行全身气血、联络脏腑肢节、沟通上下内外的通路。经脉是主干，络脉是分支。经有路径的意思，多循行于肢体深部，有一定的循环路径；络有网络的意思，循行于肢体较浅的部位，纵横交错，网络全身。

　　经络的生理功能主要是沟通表里上下，联系脏腑器官，把人体所有的脏腑、器官、孔窍以及皮肤、筋肉等组织联结成一个统一的有机体。经络是运行气血的通道，把气血运行到人体各部位，濡养脏腑组织，以维持其正常的生理功能；感应传导及调节人体各器官系统的功能，使体内各器官系统的功能保持协调与平衡，使机体与外界环境之间保持平衡。

2. 经络的组成

　　经络系统是由经脉和络脉组成的，在内连于脏腑，在外连于筋肉、皮肤。

经脉可分为正经、奇经和十二经别。正经有十二条，循行到手的叫手经，循行到足的叫足经。五脏属阴，与它连属的经脉就叫阴经；六腑属阳，与它连属的经脉就叫阳经。因此，循行于一侧上肢的有三条阴经和三条阳经；循行于一侧下肢的也有三条阴经和三条阳经，这就是我们常说的十二经脉，也称为手足十二经。

奇经八脉也分阴阳，但不与内脏连属，它们是任脉、督脉、冲脉、带脉、阴跷脉、阳跷脉、阴维脉、阳维脉，起统帅、调节十二经脉的作用。在八条奇经中，只有任脉和督脉中有穴位。任脉循行于人体的前正中线上，督脉循行于人体的背部正中线上。任脉属阴经，督脉属阳经。任、督两脉与前面提到的十二经脉，合称十四经脉。这十四条经脉是经络系统的主体，在针灸、按摩的临床治疗中具有重要意义，对指导诊断、治疗也具有重要理论价值。从十二经脉分别生出一条经脉，称它为十二经别。

络脉是经脉的分支，有别络、浮络、孙络之分。别络是较大的和主要的分支，十二经脉和督脉、任脉各有一支别络，再加上"脾之大络"，合称十五别络；浮络是循行于人体浅表部位而常浮现的络脉；孙络是人体最细小的络脉。

此外，还有十二经筋和十二皮部，它们是十二经脉与筋肉和体表的连属部分（图1-1）。

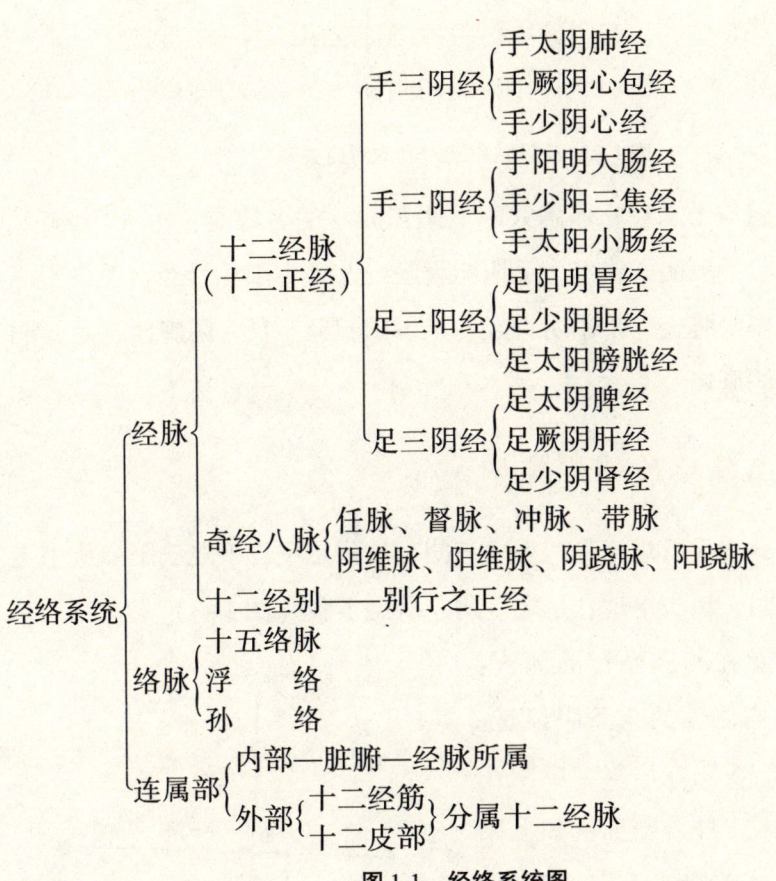

图 1-1　经络系统图

3. 经脉的命名

经脉多以阴阳来命名。一阴一阳衍化成三阴三阳，相互之间有着对应关系。三阴三阳是以阴气（或阳气）的盛衰（多少）来分：阴气最盛称太阴，其次为少阴，再次为厥阴；阳气最盛为阳明，其次为太阳，再次为少阳。它们的对应关系（表里相合）如图1-2所示：

$$三阴\begin{cases}太阴——阳明\\少阴——太阳\\厥阴——少阳\end{cases}三阳$$

图1-2　三阴经和三阳经的对应关系

十二脏腑与十二经脉连属并配上阴阳属性的名称是：手太阴肺经、手少阴心经、手厥阴心包经、手阳明大肠经、手太阳小肠经、手少阳三焦经、足太阳膀胱经、足阳明胃经、足少阳胆经、足太阴脾经、足少阴肾经、足厥阴肝经。

4. 十二经脉的循行规律

十二经脉的循行规律是：手之三阴，从胸走手；手之三阳，从手走头；足之三阳，从头走足；足之三阴，从足走腹（图1-3）。

十二经脉在四肢循行的部位：上肢或下肢内侧面的3条阴经是：太阴在前缘，少阴在后缘，厥阴在中间；上肢或下肢外侧面的3条阳经是：阳明在前缘，太阳在后缘，少阳在中间。

十二经脉气血循行的顺序是：手太阴肺经→手阳明大肠经→足阳明胃经→足太阴脾经→手少阴心经→手太阳小肠经→足太阳膀胱经→

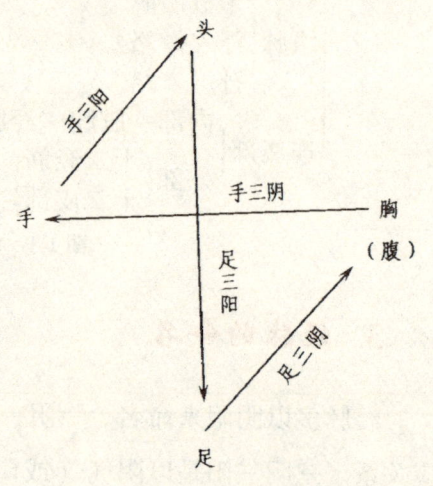

图1-3　十二经脉循行示意图

足少阴肾经→手厥阴心包经→手少阳三焦经→足少阳胆经→足厥阴肝经。然后又回复到手太阴肺经，如此循环。

5. 经络的功能和作用

(1) 生理功能

中医学认为，经络具有运行气血使其畅通，协调阴阳使其平衡，联络脏腑、肢节使其"内溉脏腑，外濡腠理"，抗御外邪使其"行血气而营阴阳"的作用。

(2) 病理反应功能

在患病的情况下，经络具有传注病邪、反映病候的功能。

一方面，病邪可以通过经络由表达里，或由里达表；另一方面经络还可以将脏腑所产生的病证沿经络的通路反映到体表。此外，五官九窍与内脏的关系也是以经络作为媒介的，一旦经络受病，则该经络所过或所主的器官也必然会发生病变，而且相关经穴也会出现明显的阳性反应。

经络还具有反映病候的功能。由于疾病的性质、脏腑的功能、气血的盛衰不同，致使受邪气所侵害的部位以及发生的病状亦各不相同。一般来说，气血运行不足，就会出现病变部位的麻木、肌肤萎缩、功能减退等病象；气血瘀积而化热，则出现红、肿、热、痛的病证；经络气血阻滞不通，就会造成相关部位的疼痛或肿胀等。人们常说的"通则不痛，痛则不通"就是经络病理反应的真实写照。

(3) 经络的诊断学意义

由于经络有一定的循行路线和脏腑所属，故它能够反映所属脏腑的病证，因此又可以用于疾病的诊断。

1) 辨证归经。可根据发生病痛部位的不同，结合经络循行及所联系脏腑的不同，作为辨证归经的依据，以诊断受病的经络。例如头痛，可按经脉在头部的循行部位来辨别：其痛在前额，多与阳明经有关；痛在颈项者，多与太阳经有关；痛在两侧者，多与少阳经有关；痛在巅顶者，多与厥阴经有关。

2) 分经辨穴。在某些疾病的发生过程中，经常发现在经络循行的通路上，或在经气集中的某些穴位上，有明显的压痛或出现结节及条索状物等反应，这些反应及变化就是诊断疾病的依据。例如，肺脏有病时，中府穴可有明显压痛，多在肺俞穴出现结节。临床上常采用循经诊查、扪穴诊查、经络电测定等方法检查有关经络、俞穴的变化情况，作为诊断的参考。

（4）经络的治疗作用

经络学说还广泛用于指导临床各科的治疗，特别是针灸、按摩和药物治疗。

（5）经络在疾病预防方面的作用

中医讲究用调理经络的方法预防疾病。保健按摩、保健针灸等是自古以来行之有效的防病治病之术。例如，古今把足三里称为防病治病的保健强壮穴；预防感冒，可按风门穴；预防脑卒中（中风），可按足三里、悬钟穴等。

按摩之所以能通过产生敏感传导现象来治疗疾病，主要是以经络学说为指导，根据病情，按走线、落点、带面等方法施治，就能取得一定的效果。"经络不明，选穴不准，动手便错"这句话很适用于按摩者。因此，只有掌握经络学说，才能了解人体的自控自调能力，灵活运用经穴疗法。

二、人体经络与病症

十二经脉与任脉、督脉合称为十四经脉。这十四条经络是经络系统中的主体，弄清十四经脉各自循行的路线与主治病症在经穴疗法中具有重要意义。

1. 手太阴肺经

人体中的手太阴肺经如图1-4所示。

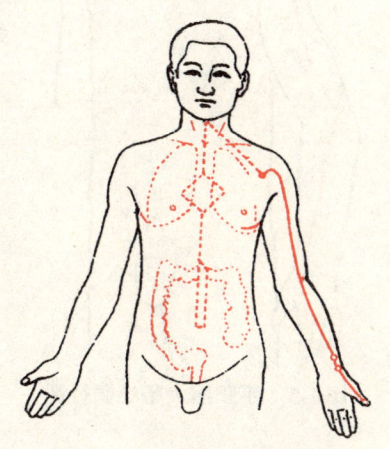

图1-4 手太阴肺经循行图

（1）经脉循行

手太阴肺经起于中焦（胃脘部），向下联络大肠，回绕过来沿着胃的上口，通过横膈，属于肺脏。再从喉部横出腋下，沿着上臂内侧，行于手少阴心经和手厥阴心包经的前方，下抵肘窝中，沿着前臂内侧经鱼际边缘，到大拇指桡侧的末端。其支脉从列缺穴处分出，经手腕的桡侧一直到食指的末端与手阳明大肠经相接。

(2) 主治病症

可以防治喉、胸、肺部各种疾病。

2. 手阳明大肠经

人体中的手阳阴大肠经如图 1-5 所示。

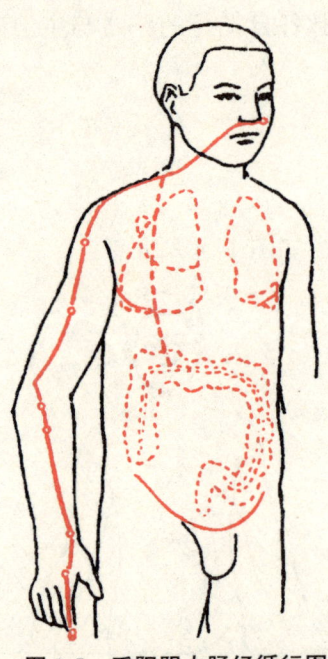

图 1-5　手阳阴大肠经循行图

(1) 经脉循行

手阳明大肠经起于食指末端（商阳），沿食指桡侧缘，通过第一、二掌骨间（合谷），向上进入两筋（拇长伸肌腱与拇短伸肌腱）之间（阳溪），沿前臂前方至肘部外侧，再沿上臂外侧前缘上走肩端，沿肩峰前缘，向上出于颈椎（大椎），再向下进入缺盆（锁骨上窝部）联络肺脏，通过横膈入属大肠。其支脉从缺盆上行，经过面颊，进入下齿龈，回绕至上唇、交叉于人中，左侧的经脉向右，右侧的经脉向左，至鼻孔的两侧，与足阳明胃经相接。

（2）主治病症

可以防治冠心病、高血压、低血压、糖尿病、眼疲劳、过敏性鼻炎、牙痛、咽喉痛、颈椎病、手指麻木、失眠、咳嗽、哮喘、肺气肿、胃炎、便秘、腹泻、痢疾、皮肤病、痛经以及痔疮等。

3. 足阳明胃经

人体中的足阳明胃经如图1-6所示。

（1）经脉循行

足阳明胃经自眼眶下（承泣）进入上齿，绕过口角，过承浆，然后分布于下颌、耳前、前额等处。并从颊部向下，沿咽喉到锁骨上窝，经乳头，沿腹中线旁2寸下行到腹股沟，再沿下肢外侧前缘下行，经足背到达第二趾外侧端（厉兑）。足背部支脉由冲阳穴分出，进入足大趾内侧端，与足太阴脾经相接。

（2）主治病症

高热、惊悸、口眼㖞斜、胸腹胀痛，腹股沟、小腿外侧前缘、足背、足趾疼痛或运动障碍等。

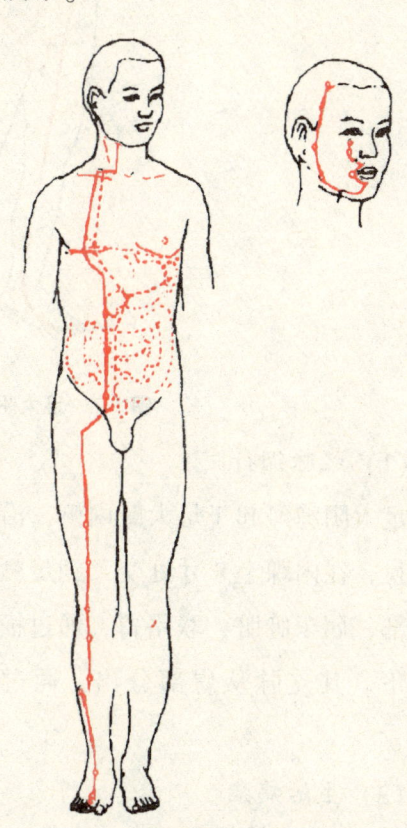

图1-6 足阳明胃经循行图

4. 足太阴脾经

人体中的足太阴脾经如图 1-7 所示。

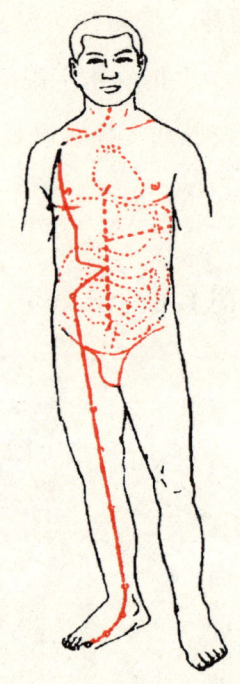

图 1-7　足太阴脾经循行图

（1）经脉循行

足太阴脾经起于足大趾内侧，沿足背内侧、内踝前面、胫骨内侧后方上行，在内踝上 8 寸处交叉到足厥阴肝经前面，经膝、股内侧前缘进入腹部，属于脾脏，联络胃，通过横膈夹食管两旁上行到舌根部，散布于舌下。其支脉从胃部分出，通过横膈流注于心中，与手少阴心经相接。

（2）主治病症

高血压、近视、眩晕、耳鸣、咳嗽、哮喘、失眠、头痛、肩周炎、贫血、胃痛、嗳气、呕吐、便秘、腹泻、腰痛、小便不通、遗尿、勃起障碍、痛经、不孕症、怕冷症、更年期综合征以及肥胖症等。

5. 手少阴心经

人体中的手少阴心经如图 1-8 所示。

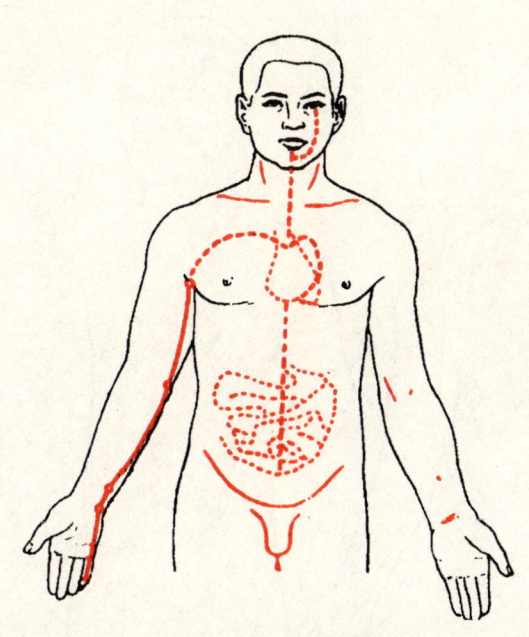

图 1-8　手少阴心经循行图

（1）经脉循行

手少阴心经起于心中，向下通过横膈，联络小肠。其支脉从心系上夹咽喉，联系眼睛。直行的经脉，从心脏上行抵肺部，再向下出腋窝，沿着上肢掌面的尺侧缘下行，进入手掌中，经四、五掌骨之间到手小指桡侧端，与手太阳小肠经相接。

（2）主治病症

冠心病、心悸、气急、高血压、近视、耳鸣、咽干、落枕、贫血、便秘、腰痛、膝痛、脚肿、膀胱炎、遗尿、怕冷症、更年期综合征以及痔疮等。

6. 手太阳小肠经

人体中的手太阳小肠经如图 1-9 所示。

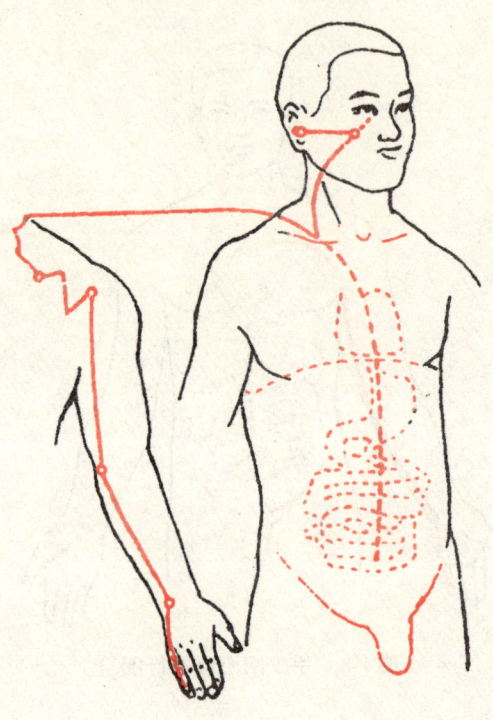

图 1-9　手太阳小肠经循行图

(1) 经脉循行

手太阳小肠经起于手小指外侧端（少泽），沿着手背外侧至腕部，出于尺骨茎突，直上沿着前臂外侧后缘，经尺骨鹰嘴和肱骨内上髁之间，沿上臂外侧后缘，出于肩关节，绕行肩胛部，交会于大椎（督脉），向下进入缺盆部，联络心脏，沿着食管，通过横膈，到达胃部，属于小肠。缺盆部支脉，沿着颈部，上达面颊，至目外眦，转入耳中（听宫）。颊部支脉，上行目眶下，抵于鼻旁，至目内眦（睛明），与足太阳膀胱经相接，又斜行络于颧骨部。

（2）主治病症

头、枕、项、背、肩胛部疼痛，五官病，热病，神志不清等。

7. 足太阳膀胱经

人体中的足太阳膀胱经如图1-10所示。

（1）经脉循行

足太阳膀胱经起于眼内角（睛明），至上额，到达脑后，一支沿背中线旁1.5寸，由项下行到腰部，经股到腘窝；另一支沿背中线旁3寸，由项穿过肩胛部，一直下行到臀部，经髋关节，下到腘窝，与前一支会合后，继续下行。过腓肠肌，经外踝后方，沿足背外侧，到达小趾外侧端（至阴），与足少阴肾经相接。

（2）主治病症

头项强痛、腰背痛、中风后遗症以及腘窝、腓肠肌、足小趾等处疼痛和癫狂、精神错乱等。

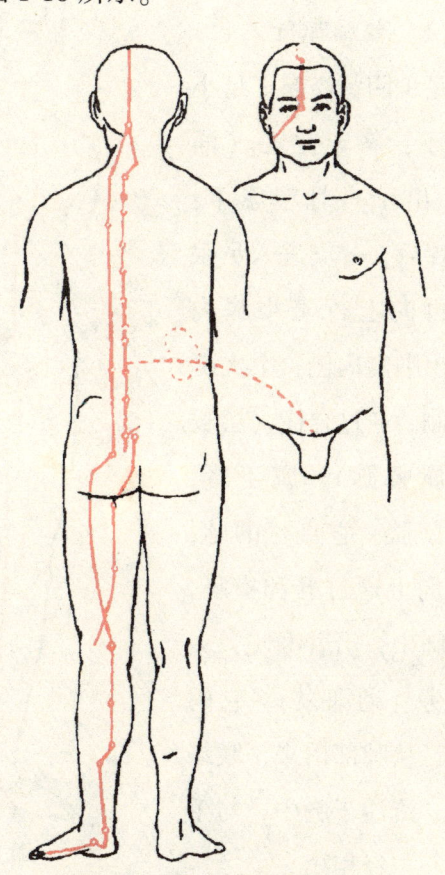

图1-10　足太阳膀胱经循行图

8. 足少阴肾经

人体中的足少阴肾经如图 1-11 所示。

(1) 经脉循行

足少阴肾经起于足小趾之下，斜走足心（涌泉），出于舟骨粗隆下，沿内踝后，分支进入足跟中，再向上行于小腿内侧，出腘窝内侧，上大腿内后侧，通过脊柱（会长强，属督脉），属于肾，联络膀胱。它直行的脉，从肾向上通过肝和横膈，进入肺中，沿着喉咙，夹舌根旁（通廉泉）。它的支脉，从肺部出来，联络心脏，流注于胸中，与手厥阴心包经相接。

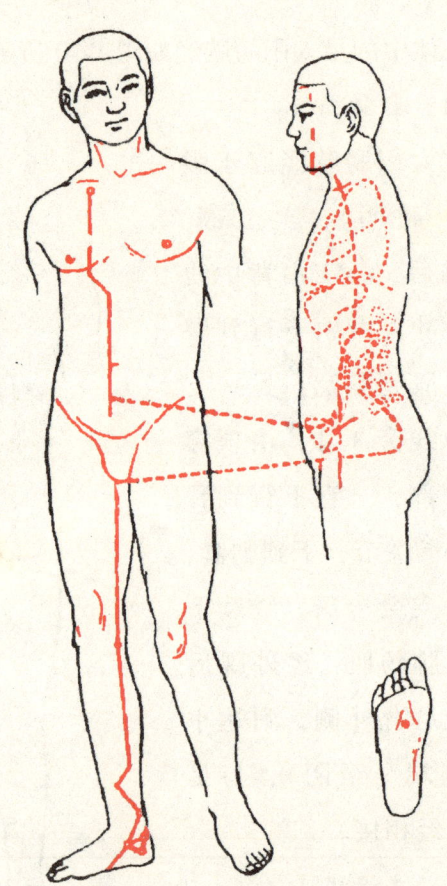

图 1-11 足少阴肾经循行图

(2) 主治病症

高血压、咯血、哮喘、舌干、咽喉痛、腰痛、腿内侧痛、足心发热及水肿等。

9. 手厥阴心包经

人体中的手厥阴心包经如图1-12所示。

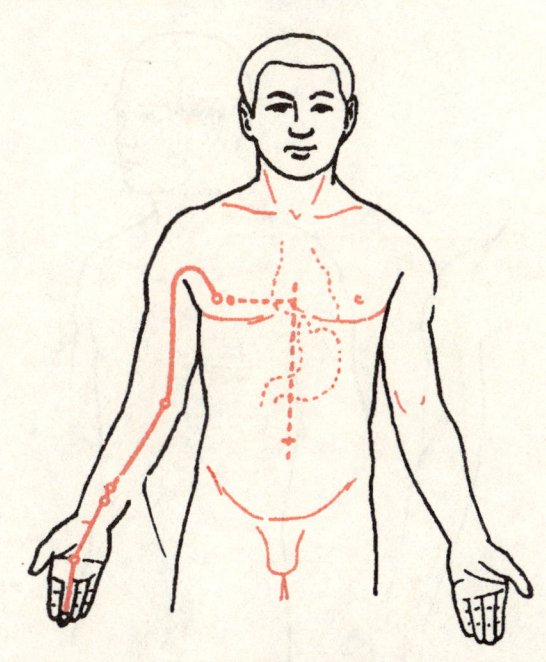

图1-12 手厥阴心包经循行图

（1）经脉循行

手厥阴心包经起于胸中，出属心包络，向下通过横膈，从胸至腹依次联络上、中、下焦。它的支干脉，沿胸内，出于胁部，至腋下三寸处（天池）上行到腋窝中，沿着上臂内侧（天泉），行于手太阴、手少阴之间，进入肘窝中，向下行于前臂两筋（掌长肌腱与桡侧腕屈肌腱）之间，进入掌中，沿着中指桡侧出于末端。它的支脉从掌中分出，沿着无名指出于末端，与手少阳三焦经相接。

（2）主治病症

冠心病、高血压、糖尿病、飞蚊症、头痛、胸闷、气急、失眠、焦虑症、肝炎、胃炎、胃及十二指肠溃疡、肾炎以及脚肿等。

10. 手少阳三焦经

人体中的手少阳三焦经如图 1-13 所示。

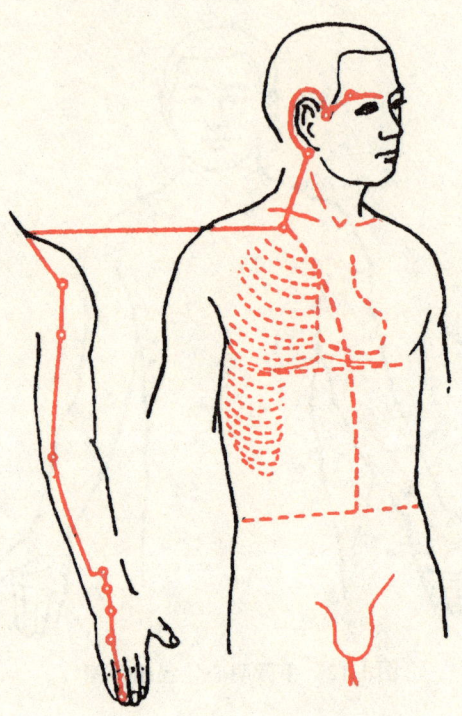

图 1-13 手少阳三焦经循行图

(1) 经脉循行

手少阳三焦经起于无名指端，经手背沿桡、尺骨之间向上通过鹰嘴突，再沿上臂外侧走向肩部，交出于足少阴胆经的后面，向前进入锁骨上窝，联络心包，通过横膈，属于三焦。一条支脉从胸中向上，出缺盆，循颈部至耳后，直上耳上角，由此屈而下行，绕颊部到眼眶下。另一条支脉从耳后进入耳中，出走耳前，与前脉交叉于面颊部，到达目外眦，与足少阳胆经相接。

(2) 主治病症

头部、耳、目、咽喉部疾病。还可治疗发热、胸胁痛、疟疾等。

11. 足少阳胆经

人体中的足少阳胆经如图 1-14 所示。

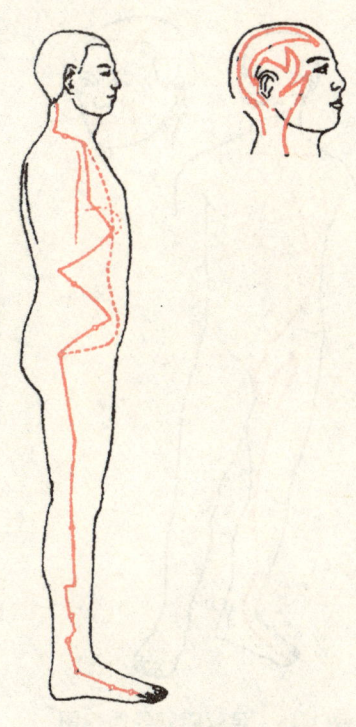

图 1-14　足少阳胆经循行图

（1）经脉循行

足少阳胆经起于眼外角（瞳子髎），环绕分布于头颅的颞侧、耳前、耳后，然后由颈侧经肩部入锁骨上窝。经腋窝，分布于胸腹侧面。经髋关节，沿下肢外侧中线向下。经外踝前面，到达第四趾外侧端（足窍阴）。还有一条支脉从足背分出，到达足大趾外侧，与足厥阴肝经相接。

（2）主治病症

寒热往来、疟疾、口苦、胁痛、偏头痛、目外眦痛以及股、膝、小腿的外侧及足第四趾等处疼痛，运动障碍等。

12. 足厥阴肝经

人体中的足厥阴肝经如图 1-15 所示。

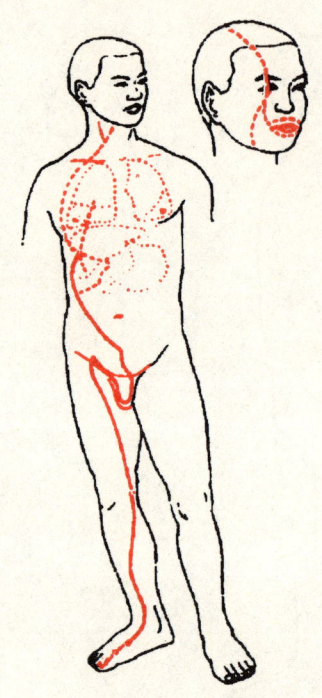

图 1-15　足厥阴肝经循行图

（1）经脉循行

足厥阴肝经起于足大趾的毫毛部（大敦），沿着足背部内侧向上，经过内踝前一寸，上行于小腿内侧，在离内踝上八寸处，交出于足太阴经的后面，上行膝内侧，沿着股部（大腿内侧），进入阴毛中，环绕过阴部，上达小腹，挟着胃旁，属于肝脏，联络胆腑，向上通过横膈，分布于胁肋部，沿着喉咙的后面，向上进入鼻咽部，连接于目系（眼球后的脉络联系），上行出于额部，与督脉会合于巅顶（头顶）。

（2）主治病症

月经不调、小腹痛、小肠疝气、腰痛、咽喉干、下肢瘫痪、遗尿、子宫脱垂。

13. 督脉

人体中的督脉如图 1-16 所示。

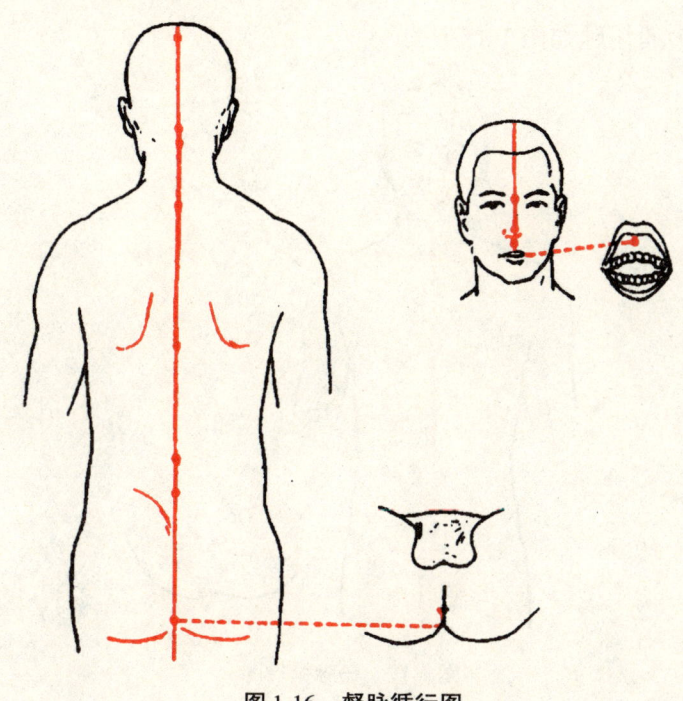

图 1-16　督脉循行图

（1）经脉循行

督脉自骶部（长强），沿背脊正中线上行，经骶部、腰部、背部、项部，沿头部正中线，由项部经头顶、额部、鼻部到达上龈正中（龈交）。

（2）主治病症

角弓反张、背脊强直、精神失常及泌尿系统疾病。

14. 任脉

人体中的任脉如图1-17所示。

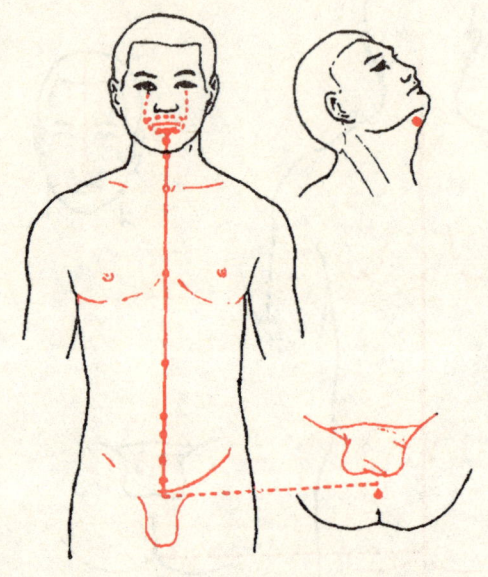

图1-17　任脉循行图

（1）经脉循行

任脉起于小腹内，下出会阴部，向上行于阴毛部，沿着腹部和胸部正中线上行，到达咽喉部，经下颌，再上行环绕口唇，经过面颊部，进入眼部中央。

（2）主治病症

前列腺炎、月经不调、膀胱炎、尿道炎、乳腺炎、胸腹部疼痛、脐腹寒冷、产后中风、腰痛、呕吐、腹泻、胃痛。

三、穴　位

1. 穴位的概念

　　穴位，又称经穴，古称俞穴，气穴。十四经脉上的穴位，称经穴。中医经络学说认为，穴位是人体经络脏腑之气聚集和出入体表的部位，它与经络、脏腑、气血有密切的生理与病理信息联系。在正常的生理状态下，它是脏腑经络之气和营卫气血循行、输注、出入之处，原气聚会之所，具有濡养脏腑，平衡阴阳的功能。在病理状态下，穴位是邪气入侵机体的门户，又是机体内部或外部疾病反映于体表的"反应点"。当人体发生病变时，通过穴位的观察，或按压、触摸穴位等检查，便可诊断内脏疾病，说明穴位有反映内脏病变的功能。这就是近代"经络穴位疗法"的具体应用。在临床上，穴位还是针灸治病的刺激点，说明穴位的治疗机理，是通过刺激穴位，以激发经络之气，达到平衡阴阳，理气活血，补虚泻实，扶正祛邪，使失去平衡的病理变化恢复成正常的生理功能，具有"阴平阳秘"的作用。举世瞩目的针灸疗法就是以刺激穴位而达到治疗疾病的目的。

　　综上所述，穴位既是疾病的"反应点"，具有诊断的应用价值；又是针灸治疗的"刺激点"，是针灸治疗的基础。在临床上应用"穴位压痛"而诊断疾病；通过穴位的刺激而治疗疾病，说明穴位具有"诊断"与"治疗"两方面的临床意义。所以，穴位不是一个孤立的、静止的体表"点"，而是经络系统的一个重要组成部分。

2. 穴位的分类

人体上分布的穴位繁多。根据古代针灸典籍和现代针灸文献的记载，穴位可分为以下四大类：

(1) 经穴

属于十四经脉上分布的穴位，统称为"经穴"，约有361个。

(2) 奇穴

又称经外奇穴，是十四经脉以外的穴位，故称为"奇穴"，约有200多个。

(3) 阿是穴

又称"天应穴"、"不定穴"。其部位不定，也无一定名称，它是病变部位的明显压痛点。古人称为"以痛为俞"。

(4) 新穴

指近年来我国医务人员通过医疗实践，不断探索、总结而发现的"新穴位"，这些穴位古籍未有记载，是近年才发现的经验有效穴位，故称为"新穴"。

3. 穴位的基本特性

穴位又称经穴，在《黄帝内经》里称气穴，是经络学说的重要部分。它具有以下的基本特性：

(1) 输注气血

穴位，在《黄帝内经》里的论述，说它的功能特点是"脉气"所发和"神气"游行出入所在。经络理论认为，脉气为经络之气（经气），包括对气血运行起主导作用的"宗气"和"神气"。穴位是经络之气散发于体表的出入部位，它与经络、脏腑、气血均有多层次的、密切的联系。不能把穴位视为孤立、静止的位于体表的一个"点"，而应视其为经络之气和脏腑气血相互贯通的具有活动变化的穴道。在生理上，具有输注气血的特异性功能。

（2）反映病痛

经穴与经络、脏腑之间，具有生理和病理上的多层次联系。当疾病发生时，具有反映疾病的特性。早在《灵枢·九针十二原》中就有记载："五脏有疾也，应出十二原。而原各有所出，明知其原，睹其应，而知五脏之害矣。"在《灵枢·背俞》又有论述："按其处，应在中而痛解，乃其俞也。"这些记载及后世对阿是穴（压痛点）的运用，都说明人体脏腑发病时，就会沿着相关的经络传至体表穴位，即《黄帝内经》所说"有诸内，必形诸外"的内外相应原理，这就说明穴位具有反映病痛的特性。近年来，临床上运用"经穴压诊"、"经穴望诊"、"经穴知热感度测定"、"经穴导电量测定"等诊断方法，都是经穴诊断的进化和发展，其机制就是穴位反映病症特性的具体运用。针灸临床已经证明，经络穴位（经穴）与非经络、非穴位的反映特性有显著的差异，说明穴位与非穴位、一般穴位与特定要穴、有关经络的穴位与无关经络的穴位，在反映内脏疾病的功能方面，是有相对特异性的。这种特异性随着经络所属的脏腑和穴位性能不同而有所差异。其机制是由于穴位反映特性与经络和脏腑之间存在多层次的、病理性的密切联系。

（3）防治疾病

经络理论认为，经络和穴位都具有反映内脏疾病的功能，而经络与穴位又是疾病的反应部位。所以中医针灸、推拿、按摩、气功、针刺麻醉（简称针麻）等防病、治病方法，都是通过对穴位刺激而收到良好的治疗效果。这正如《灵枢·九针十二原》的记述："刺之要，气至而有效。"其之所以有效，主要是穴位具有防病治病的功能。当发病时，通过刺激穴位使之"得气"和"行气"，以激发经络之气，调理脏腑气血的功能，达到宣通气血，扶正祛邪，调整阴阳，补虚泻实，使失去平衡的病理变化，恢复成正常的生理状态，从而维护身体的健康。针灸、按摩等疗法，就是以刺激穴位而达到治疗的目的。

4. 特定要穴

十四经脉的穴位，有些穴位是根据其特殊功能而命名的，称为特定穴，又称特定要穴。如在四肢肘膝关节以下的五俞穴：井穴、荥穴、俞穴、经穴、合穴等；还有原穴、络穴、郄穴及下合穴等。在躯干部位有脏腑背俞穴、胸腹部募穴、八会穴和交会穴等。这些特定要穴与脏腑、经络、上下、内外有密切联系，互相通应，并有临床诊断和治疗的双重功能。本书着重讨论与经穴疗法有密切关系的特定要穴，分别简介于下：

（1）原穴

十二经原穴，是脏腑原气流注所经过和留止的穴位，与人体内脏腑原气密切相联系。《难经》指出：原穴是脏腑经络之原气驻留的部位，"原气起于脐下肾间，通过三焦，散布于五脏六腑，输注入十二经脉"，其气集中的部位就是原穴。《灵枢·九针十二原》说"五脏之有疾也，应出十二原，而原各有所出，明知其原，睹其应，而知五脏之害矣"，是指诊察十二经脉原气盛衰现象，能推断脏腑的疾病。在临床上应用诊察原穴处的压痛、皮下组织变异（结节、条索样物、凹陷、隆起）、温度异常等，可以用来诊断相关经络和内脏的疾病（图1-18）。

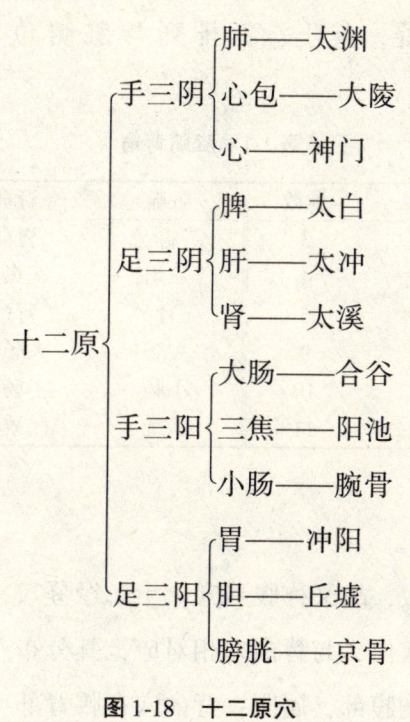

图 1-18 十二原穴

(2) 背俞穴

背俞穴是五脏六腑之气输注于背部的一些特定穴位。脏腑的背俞穴都分布于背部足太阳膀胱经上，是督脉之气通于足太阳膀胱经，并输注于内脏的部位。清代医学家张志聪《灵枢集注·背俞》曰："五脏之俞本于太阳而应于督脉。"明代医学家张介宾亦有"十二俞，指五脏六腑的背俞穴，皆通于脏气"的论述。《灵枢·背俞》说："欲得而验之，按其处，应在中而痛解，乃其俞也。"以上诸家的论述，说明了脏腑与背俞穴之间的密切联系，指出脏腑之气通于背俞，并与内脏相应。从按压诊察检查出特殊现象，如在背俞穴上探察到的压痛、皮下结节、条索样物、皮肤知热感度变化，以及导电量变化等等，可以用来作为诊断内脏疾病的依据。

背俞穴位于背部足太阳膀胱经第 1 侧线上，"挟脊相去 3 寸"，即正中线旁开 1 寸半处，其上、下排列与脏腑位置高低顺序基本一致（表1-1）。

表1-1 脏腑背俞

脏腑	背俞	椎数	脏腑	背俞	椎数
肺	肺俞	3	胃	胃俞	12
心包	厥阴俞	4	三焦	三焦俞	13
心	心俞	5	肾	肾俞	14
肝	肝俞	9	大肠	大肠俞	16
胆	胆俞	10	小肠	小肠俞	18
脾	脾俞	11	膀胱	膀胱俞	19

（3）募穴

募穴分布于胸腹，故又称腹募穴。十二经募穴，是脏腑之气聚集于胸腹部的一些特定穴位，与背俞穴相对应，其分布一前一后，其属性一阴一阳。募穴在前胸腹部，属阴；背俞穴在腰背部，属阳。由于脏腑的背俞穴和募穴是五脏六腑之气通达于体表的部位，所以与脏腑的生理、病理反应十分密切，当脏腑受邪致病时，多反应于募穴。元代医学家滑伯仁说："阴阳经络，气相交贯，脏腑腹背，气相通应。"指出脏腑之气与背俞穴和募穴是相互贯通的。当病邪侵袭脏腑时，募穴就会出现各种异常反应，诊察募穴上得到压痛、皮下组织变异或过敏反应等，可以用作诊断内脏疾病的依据。通过募穴反应进行临床诊断，对六腑病尤其重要，如胃痛呕吐，胃募穴中脘出现压痛；肺病咳嗽，肺募穴中府有明显压痛等。

十二经的募穴均分布于胸、腹部位，古人概括称为腹募。根据针灸文献的记载，募穴的位置是依脏腑所在的部位而定，并不限于本经。胸腹正中行线（任脉）者，单穴；在两侧者，双穴（表1-2）。

表1-2　脏腑募穴

两　侧		正　中	
脏腑	募穴	募穴	脏腑
肺	中府	膻中	心包
肝	期门	巨阙	心
胆	日月	中脘	胃
脾	章门	石门	三焦
肾	京门	关元	小肠
大肠	天枢	中极	膀胱

（4）郄穴

"郄"是空隙的意思。郄穴是指经脉气血曲折会集的孔隙。十二经脉各有一个郄穴，加上阴阳二跷脉、阴阳二维脉的郄穴，总共十六郄穴。其穴大多分布在肘、腕、膝、踝关节附近。临床上一般用来作为经络穴位诊断的要穴，诊治急证、痛证。郄穴的名称如（表1-3）。

表1-3　十六郄穴

经名	穴名
手太阴	孔最
手阳明	温溜
足阳明	梁丘
足太阴	地机
手少阴	阴郄
手太阳	养老
足太阳	金门
足少阴	水泉
手厥阴	郄门
手少阳	会宗
足少阳	外丘
足厥阴	中都
阴跷脉	交信
阳跷脉	附阳
阴维脉	筑宾
阳维脉	阳交

（5）下合穴

下合穴是六腑相合于下肢阳经的俞穴。五俞穴中足阳明胃经、足少阳胆经、足太阳膀胱经的合穴，加上手阳明大肠经、手太阳小肠经、手少阳三焦经的下合穴，总共6个穴，称为"六腑下合穴"。

六腑下合穴，是指手、足三阳六腑之经气下合于足三阳经的6个俞穴，主要分布在下肢膝关节附近。这六个穴位是脉气从足三阳经上分出，注入于六腑的部位，《黄帝内经》说："此阳脉之别入于内，属于腑者也。"所以它们与六腑之间有着特殊密切的关系，六腑有病可取下合穴治疗；六腑发生病变时，也可诊察六腑下合穴压痛反应作为诊断的参考（表1-4）。

表1-4 六腑下合穴

腑名	穴名
胃	足三里
大肠	上巨虚
小肠	下巨虚
胆	阳陵泉
膀胱	委中
三焦	委阳

四、穴位的定位方法

在临床上，穴位的定位准确与否，对于诊断和治疗均有直接的影响。常用的定位方法，有解剖标志定位法、骨度分寸定位法、手指同身寸取穴法和简便取穴法4种。

1. 解剖标志定位法

解剖标志定位法，又称自然标志定位法，它是以人体解剖标志作为定位的依据。常用的有以下两种：

（1）固定标志

固定标志是指不受活动影响的自然标志，如五官、毛发、指甲、趾甲、乳头、肚脐以及各种骨节突起和凹陷等。固定标志有利于穴位的取穴，如两眉之间取印堂、两乳之间取膻中、肚脐旁边取天枢等。这是穴位定位的基本方法。

（2）活动标志

活动标志是指采取相应的动作姿势才能出现的标志，包括皮肤的皱襞、肌肉部的凹陷、肌腱的显露以及某些关节间隙等，如张口在耳屏前方凹陷处取听宫、屈肘在纹头与肱骨外上髁内缘之间取曲池等。

2. 骨度分寸定位法

将人体各个部位，按照比例分别规定为一定的折算长度作为量取穴位的标准，这种假定的长度叫"骨度"。骨度的单位是寸，这里的寸，

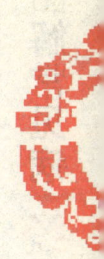

就是等份。如肘横纹到腕横纹为12寸，即是将此段距离划分为12个等份。不论任何年龄、形体、男女、老幼都可按照这种标准测量。此法是穴位定位的基本方法。兹将目前常用的人体各部骨度分寸列表如下（表1-5）。

表1-5 常用骨度分寸折量

部位	起止点	分寸（寸）	说明
头颈部	前发际至后发际 前发际至眉心（印堂穴） 后发际至第7颈椎棘突下 两前额发角之间	12 3 3 9	如前后发际不明，从眉心至大椎穴（第7颈椎棘突下）作18寸；眉心至前发际3寸；大椎穴至后发际3寸。
胸腹部	两乳头之间 胸剑联合至脐中 脐中至耻骨联合上缘 腋窝横纹以下至11肋	8 8 5 12	胸腹部横量取穴，根据两乳头之间距离折量。胸部直寸一般以肋骨间隙为取穴根据，每一肋骨大约折作1.6寸
背部	肩胛骨内上缘至正中线	3	背部直寸以脊椎间隙为取穴根据
上肢	腋前横纹至肘横纹 肘横纹至腕横纹	9 12	用于手三阴经、手三阳经的骨度分寸
下肢	股骨大转子至膝中 膝中至外踝尖 耻骨联合上缘至股骨内上髁上方 胫骨内侧髁下缘至内踝尖	19 16 18 13	用于足三阴、足三阳经的骨度分寸

临床上应用时，按取穴部位骨度全长，用手指划分为若干等份，称为"指测等份定位法"。根据骨度的长度和取穴的需要，采用二份法、三份法，及五份法。如取间使穴，可用二份法将肘横纹至腕横纹的12寸等份为两个6寸，再将近腕部的6寸等份为两个3寸，这样腕上3寸的间使穴便可迅速而准确地定位。再如腋前皱襞至肘横纹是9寸，取天府穴时可用三份法定位；肚脐至横骨是5寸，取石门、关元、中极等穴时，可用五份法定位等（图1-19）。

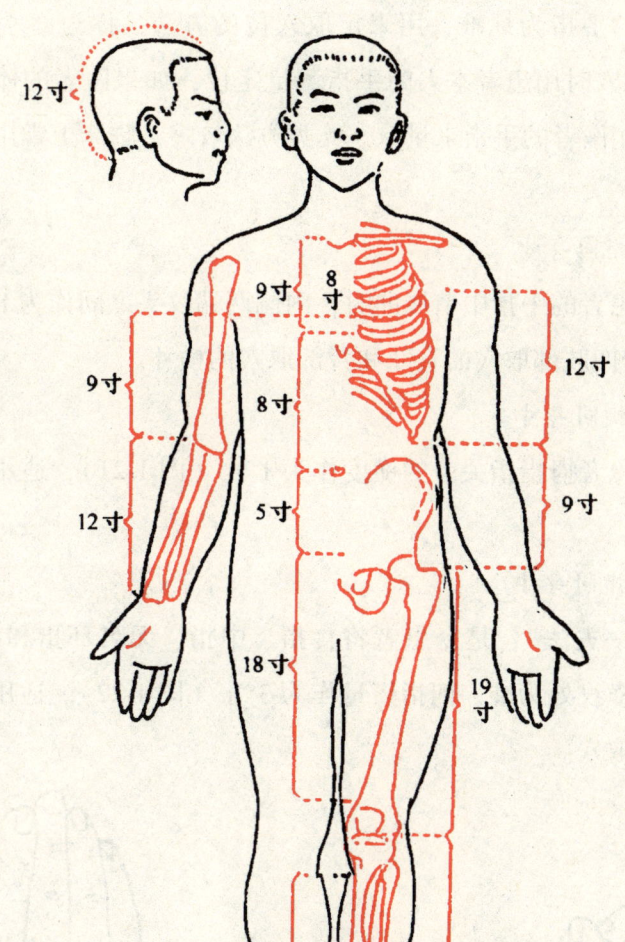

图 1-19 常用骨度分寸

3. 手指同身寸取穴法

以患者的手指为标准，用来定取穴位的方法，称为"手指同身寸定位法"。取穴时用患者本人的手指测量定位，如果医者的体形与患者相当，也可用医者的手指来量取。此类方法较多，临床上常用的有以下三种：

（1）中指同身寸

这是以患者的中指中节屈曲时，内侧两端纹头之间作为1寸（图1-20）。可用于四肢部取穴的直寸和背部取穴的横寸。

（2）拇指同身寸

这是以患者拇指指关节的横度作为1寸（图1-21），适用于四肢部的直寸取穴。

（3）横指同身寸

又名"一夫法"，是令患者将食指、中指、无名环指和小指并拢，以中指中节横纹处为准，四指横量作为3寸（图1-22）。适用于四肢的直寸和横寸取穴。

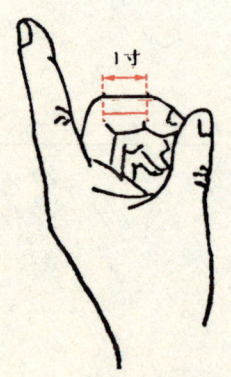 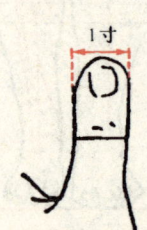 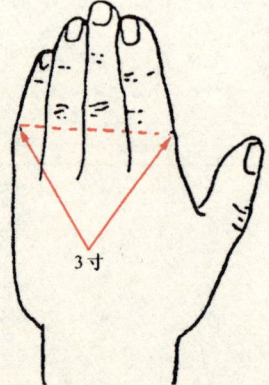

图1-20 中指同身寸法　　图1-21 拇指同身寸法　　图1-22 横指同身寸法

4. 简便取穴法

简便取穴法是临床一种简便易行的定位方法，此法只适用于某些少数穴位的量取，如两耳尖直上联线中点定百会、两手虎口自然平直交叉、食指端处取列缺等。

临床应用时，在掌握解剖标志及骨度分寸的基础上，根据各部穴位的具体情况，上述各法常需配合运用。如手太阴肺经的孔最穴，在腕上7寸，取穴时先用指测等份定位法，确定肘横纹至腕横纹的中点，再用手指同身寸法向上量取1寸即是。又如足阳明胃经的上巨虚穴，在膝眼穴下6寸，下巨虚穴在膝眼穴下9寸，如果单用手指同身寸法量取就很不准确，而与指测等份定位法配合应用就比较准确。

五、常用穴位

1. 头颈部穴位

头颈部的常用穴位如下（图1-23，图1-24，图1-25，图1-26，图1-27）：

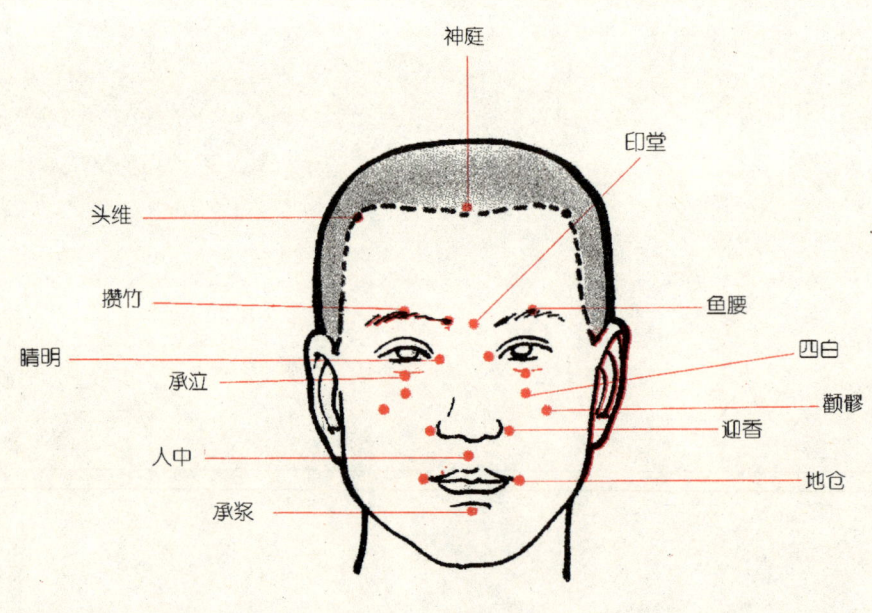

图1-23　头颈部穴位

百会

位置：头部中线与两耳尖连线的交点处。

主治：头痛，头晕，健忘，脱肛，中风和癫狂。

头维

位置：前额两发角，入发际5分。

主治：头痛，头晕，目痛。

攒竹

位置：眉头陷中。

主治：头痛，目眩，眼病，三叉神经痛。

脑户

位置：发际正中直上2.5寸（风府穴直上1.5寸），当枕骨粗隆上缘。

主治：脑部疾病。

丝竹空

位置：眉毛外端之凹陷处。

主治：偏头痛，头痛，目赤痛，畏光流泪，面肌痉挛，感光性眼炎，视神经萎缩。

四白

位置：目下1寸凹陷中。

主治：头痛，目眩，目赤肿痛，目翳，雀目，口眼㖞斜，三叉神经痛。

头临泣

位置：阳白穴直上，入发际0.5寸处。

主治：头痛，目眩，鼻塞流涕，小儿惊痫。

地仓

位置：在口角外侧旁开0.4寸处。

主治：口眼㖞斜，流涎，面神经麻痹。

目窗

位置：头临泣穴往后1寸处。

主治：头痛，目赤肿痛，青光眼，鼻塞，癫痫。

上星

位置：前发际正中，直上1寸（百会穴前4寸）。

主治：鼻出血，发热性疾病。

角孙

位置：折耳，耳尖上方入发际处。

主治：扁桃体肿痛，咽喉痛，痄腮，目赤痛。

耳门

位置：耳屏上切迹前凹陷中。

主治：耳聋，耳鸣，齿痛。

听宫

位置：耳屏前凹陷中。

主治：耳聋，耳鸣。

听会

位置：耳屏间切迹前凹陷中。

主治：耳鸣，耳聋，齿痛，口㖞。

下关

位置：耳屏前约1寸，颧弓下缘凹陷中，张口时顶指处。

主治：牙痛，三叉神经痛，面瘫。

颊车

位置：咬肌隆起处。

主治：口㖞，牙痛，面颊肿，口噤失语。

颧髎

位置：目外眦直下，颧弓下缘。

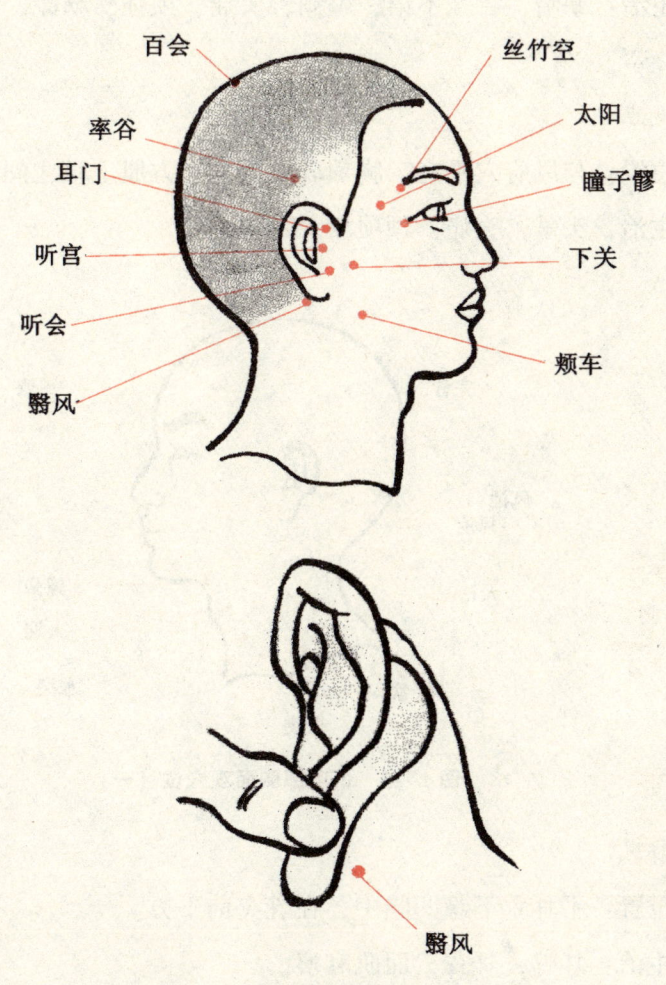

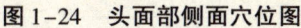

图 1-24 头面部侧面穴位图

主治：口眼㖞斜，牙痛，面颊肿痛，眼睑瞤动。

风府

位置：后发际中点上 1 寸，枕骨粗隆下缘。

主治：头项强痛，中风后遗症，癫狂。

哑门

位置：后发际中点上 0.5 寸处。

主治：暴喑，舌强不语，癫痫，头痛，项强，脑瘫，中风失语，脑血管痉挛。

风池

位置：与风府穴平齐，胸锁乳突肌与斜方肌上端之间的凹陷处。

主治：头晕，头痛，颈项痛。

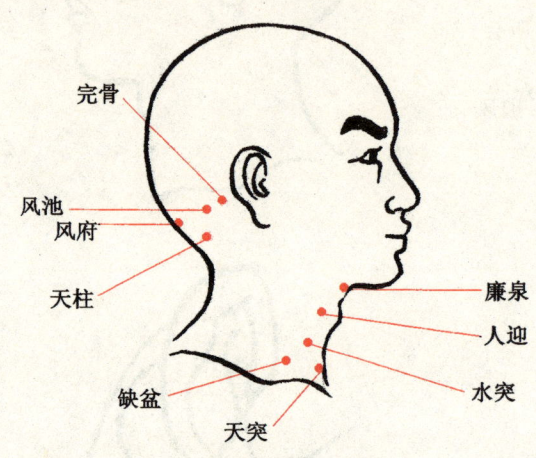

图1-25 颈项部侧面观穴位（一）

翳风

位置：平耳垂下缘凹陷中，在乳突前下方。

主治：耳鸣，耳聋，面肌麻痹。

天柱

位置：哑门旁开二横指，斜方肌外缘。

主治：头项强痛，咽喉炎，肩背痛。

迎香

位置：鼻翼旁0.5寸，在与鼻翼外缘中点齐平的鼻唇沟中。

主治：鼻塞，多涕，不闻香臭。

人中（水沟）

位置：人中沟的上1/3和下2/3交界处。

主治：昏迷，癫痫，小儿惊风，口眼㖞斜，腰脊强痛。

人迎

位置：喉结旁开 1.5 寸处。

主治：咽喉肿痛，气喘，瘿瘤，瘰疬，高血压。

气舍

位置：人迎穴直下，锁骨上缘。

主治：瘰疬，瘿瘤。

承泣

位置：瞳孔直下，当眼球与眶下缘之间。

主治：目赤肿痛，青光眼，近视，口眼㖞斜。

承浆

位置：在颏唇沟正中凹陷处。

主治：口角㖞斜，牙龈肿痛，流涎，癫狂，暴喑。

瘈脉

位置：在乳突中央，当翳风穴与角孙穴沿耳轮连线的下 1/3 与上 2/3 交界处。

主治：头痛，耳鸣，小儿抽搐，呕吐，下痢，脑出血。

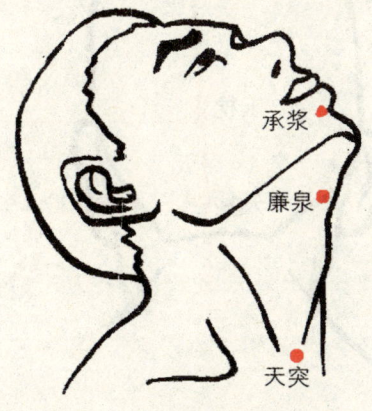

图 1-26　颈项部侧面观穴位（二）

41

素髎

位置：鼻尖端正中央处。

主治：鼻塞，鼻出血，酒渣鼻，鼻息肉，昏厥。

定喘

位置：大椎穴旁开0.5寸处。

主治：哮喘，咳嗽。

上关

位置：下关穴直上，当颧弓的上缘。

主治：偏头痛，耳鸣，耳聋，口眼㖞斜，齿痛，口噤失语。

水突

位置：人迎穴与气舍穴连线的中点处。

主治：咳嗽，气喘，咽喉肿痛。

廉泉

位置：舌骨体上缘中点凹陷中。

主治：舌下肿痛，舌强不语，吞咽困难，舌缓流涎。

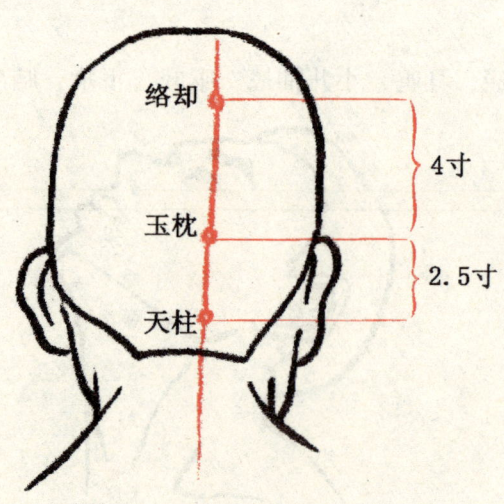

图1-27 颈项部后面观穴位

天窗

位置：喉结旁开 3.5 寸，胸锁乳突肌后缘。

主治：耳鸣，耳聋，咽喉肿痛，项背强痛，暴喑失音。

光彩

位置：在耳尖上 0.2 寸，再平行往前 0.1 寸凹陷中。

主治：痄腮，扁桃体炎。

扶突

位置：平喉结旁开 3 寸，胸锁乳突肌的中央。

主治：咳嗽，气喘，咽痛，暴喑，瘰疬，瘿瘤。

天鼎

位置：扶突穴下 1 寸，胸锁乳突肌后缘。

主治：咽喉肿痛，暴喑，瘰疬，瘿瘤。

瞳子髎

位置：在目外眦外 0.5 寸，眶骨外缘凹陷中。

主治：头痛，目赤肿痛，目翳，青光眼。

翳明

位置：在翳风穴后 1 寸处。

主治：头痛，眩晕，耳鸣，耳聋，失眠，癫痫。

禾髎

位置：水沟（人中）穴旁开 0.5 寸处。

主治：鼻塞，鼻出血，口㖞，口噤失语。

2. 胸腹部穴位

胸腹部的常用穴位如下（图 1-28，图 1-29，图 1-30）：

天突

位置：在胸骨上窝正中处。

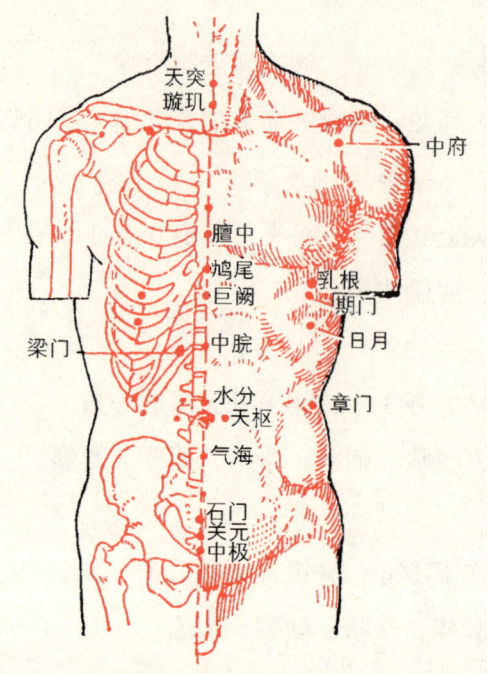

图 1-28　胸腹部穴位（一）

主治：咳嗽，气喘，胸痛，咽喉肿痛，瘿气，核梅气，噎嗝。

璇玑

位置：在前正中线上，平第 1 肋上缘。

主治：咳嗽，气喘，肺气肿，胸痛，肩背痛。

膻中（心包经募穴）

位置：在两乳之间，第 4、第 5 肋间中。

主治：气喘，胸痛，乳少，呃逆，噎嗝反胃。

鸠尾

位置：脐上 7 寸处。

主治：胸痛，腹胀，癫痫。

巨阙（心经募穴）

位置：脐上 6 寸处。

44

主治：胸痛，心悸，呕吐，吞酸，癫痫。

中府（肺经募穴）

位置：胸前壁外上方，前正中线旁开6寸，平第1肋间隙处。

主治：咳嗽，气喘，肺胀满，胸痛，肩背痛。

乳根

位置：第5肋间隙，乳头直下处。

主治：咳嗽，气喘，呃逆，乳痈，乳少，心烦易怒。

中脘（胃经募穴）

位置：在前正中线，脐上4寸处。

主治：胃脘痛，呕吐，泄泻，心下胀满，吞酸，消化不良。

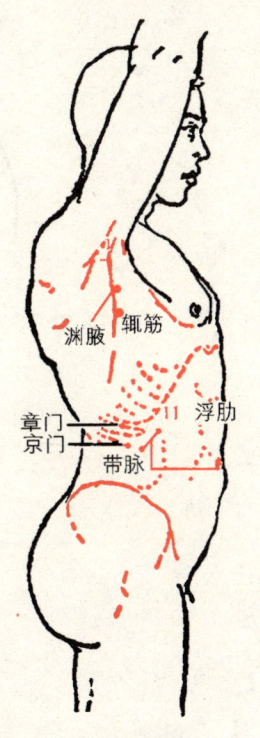

图1-29 胸腹部穴位（二）

水分

位置：在前正中线，脐上1寸处。

主治：肠鸣，泄泻，小便不利，水肿，腹水。

气海

位置：在前正中线，脐下1.5寸处。

主治：腹痛，泄泻，便秘，遗尿，遗精，疝气，月经不调，带下病，胞衣不下，产后恶露不止，虚脱，小便不利。

石门（三焦经募穴）

位置：在前正中线，当脐下2寸处。

主治：腹痛，水肿，疝气，小便不利，经闭，带下病，崩漏，产后恶露不止。

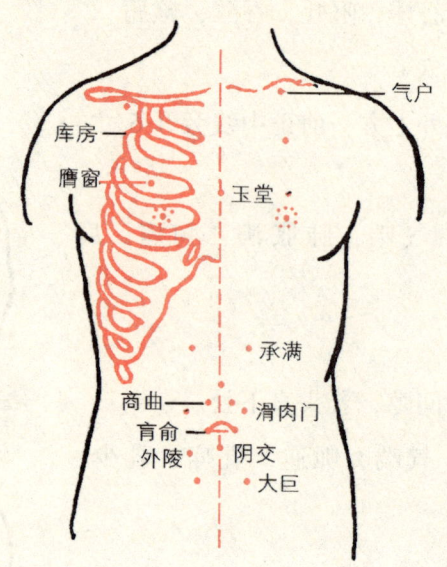

图1-30 胸腹部穴位（三）

关元（小肠经募穴）

位置：在前正中线，脐下3寸处。

主治：遗尿，尿闭，泄泻，腹痛，遗精，阳痿，疝气，月经不调，崩漏，带下，不孕。

中极（膀胱经募穴）

位置：在前正中线，脐下4寸处。

主治：遗尿，遗精，阳痿，月经不调，痛经，崩漏，带下，子宫下垂，不孕，胞衣不下，产后恶露不止，小便不利。

梁门

位置：脐上4寸，中脘穴旁开2寸。

主治：腹胀，腹痛，噎嗝，呕吐，反胃。

天枢（大肠经募穴）

位置：脐旁2寸取穴。

主治：腹痛，吐泻，腹胀，痢疾，便秘。

期门（肝经募穴）

位置：乳头下2肋，当第6～7肋间隙中。

主治：伤寒不解，胁肋疼痛，乳痈，吞酸。

日月（胆经募穴）

位置：乳头直下3肋，在第7肋间隙处。

主治：胁肋疼痛，呃逆，黄疸，呕吐，吞酸。

章门（脾经募穴）

位置：第11肋端下缘。

主治：腹胀，腹痛，肠鸣，泄泻，消化不良。

渊腋

位置：举臂，当腋中线上，第4肋间隙中。

主治：胸满，腋肿，胁痛，臂痛不举，胁气闷满。

辄筋

位置：在渊腋前1寸，平乳头，第4肋间隙中。

主治：胸满，胁痛，气喘，呕吐，吞酸。

京门（肾经募穴）

位置：在第12肋游离端下方凹陷处。

主治：腹胀，肠鸣，泄泻，腰胁痛。

带脉

位置：在第11肋骨端直下平脐。

主治：月经不调，带下病。

气户

位置：前正中线旁开4寸，乳头直上，锁骨下缘凹陷中。

主治：肺及气管疾病，胸膜炎，肋间神经痛。

膺窗
位置：前正中线旁开4寸，乳头直上，第3肋间隙中。
主治：肺、气管疾病，乳腺炎，肠炎。

库房
位置：前正中线旁开4寸，乳头直上，第1肋间隙中。
主治：咳嗽，气逆，咳吐脓血，胸胁疼痛。

玉堂
位置：前正中线，平第3肋间隙。
主治：支气管炎，哮喘，肺气肿，呕吐。

承满
位置：位于脐上5寸，旁开2寸处。
主治：胃痛，胃炎，疝痛，肠鸣，腹泻。

商曲
位置：位于脐上2寸，旁开0.5寸处。
主治：腹痛，泄泻，便秘。

滑肉门
位置：位于脐上1寸，旁开2寸处。
主治：急、慢性胃肠炎，下痢，腹泻，肓俞。

肓俞
位置：位于脐中（神阙穴）旁开5分处。
主治：胃痉挛，疝痛，肠炎，习惯性便秘，呃逆。

外陵
位置：位于脐下1寸（阴交穴）旁开2寸处。
主治：腹痛，疝气，月经痛。

阴交
位置：位于脐下1寸处。

主治：月经不调，崩漏，带下，水肿，疝痛，子宫脱垂。

大巨

位置：位于脐下2寸（石门穴）旁开2寸处。

主治：腹痛，肠梗阻，尿潴留，膀胱炎，遗精。

3. 腰背部穴位

腰背部的常用穴位如下（图1-31，图1-32，图1-33，图1-34）：

肩髃

位置：上臂平举时，肩部出现两个凹陷，前方凹陷中取之。

主治：肩臂痛，半身不遂，风疹瘙痒。

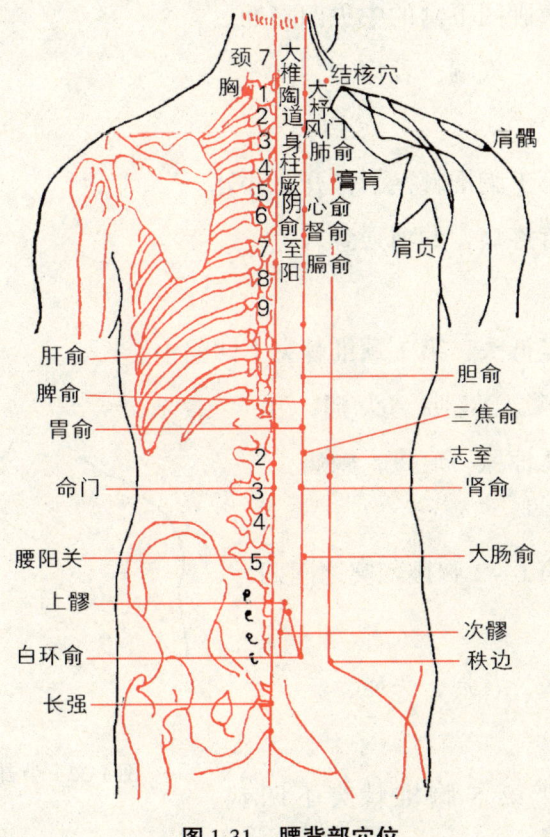

图1-31　腰背部穴位

肩贞

位置：垂臂合腋，在腋后皱襞上1寸处。

主治：肩臂疼痛，瘰疬，耳鸣，手麻，肩周炎。

肩髎

位置：锁骨肩峰后下缘，约相当于肩髃后1寸的凹陷中。

主治：肩背挛痛，肩周炎，半身不遂。

臑俞

位置：肩贞穴直上，肩胛冈下缘凹陷中。

主治：肩臂疼痛，瘰疬，淋巴结肿大。

天宗

位置：在肩胛冈下窝的中央凹陷处。

主治：肩痛，气喘，乳痈。

肩外俞

位置：在第1胸椎棘突下旁开3寸处。

主治：肩背疼痛，颈项强急。

大椎

位置：正坐低头，第7颈椎棘突下凹陷中。

主治：咳嗽，气喘，头痛、项强，热病，小儿惊风，疟疾，癫痫。

陶道

位置：在第1~2胸椎棘突之间凹陷中。

主治：疟疾，背强，头痛。

神道

位置：位于第5胸椎棘突下凹陷中。

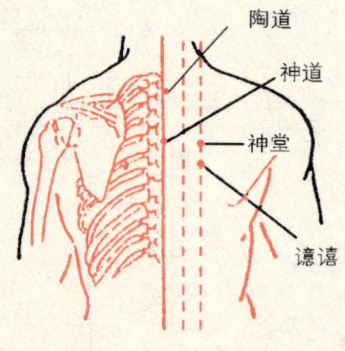

图1-32 背部穴位

主治：神经衰弱，健忘，惊悸，背脊强痛，肋间神经痛，小儿抽搐。

神堂

位置：位于第 5 胸椎棘突下旁开 3 寸处。

主治：心悸，心律失常，冠心病，心绞痛，心肌梗死，风湿性心脏病，心肌炎，心力衰竭。

譩譆

位置：位于第 6 胸椎棘突下旁开 3 寸处。

主治：胸腹胀满，肩背痛，心包炎。

身柱

位置：在第 3 胸椎棘突下凹陷中。

主治：咳嗽，气喘，癫痫，疟疾，背脊强痛，疔疮肿毒。

至阳

位置：在第 7 胸椎棘突下凹陷中。

主治：气喘，咳嗽，胸胁胀满，胃脘痛，黄疸。

筋缩

位置：在第 9 胸椎棘突下凹陷中。

主治：癫痫，脊背强痛，胃痛。

命门

位置：在第 2 腰椎棘突下凹陷中。

主治：背强，腰痛，遗精，阳痿，月经不调，带下病。

腰阳关

位置：第 4 腰椎棘突下凹陷中。

主治：遗精，阳痿，月经不调，腰腿疼痛。

长强

位置：在尾骨尖端下 0.5 寸处。

主治：便血，便秘，泄泻，痢疾，痔疮，脱肛，癫痫，腰脊痛，伤寒发斑。

上髎

位置：第1骶后孔中，在髂后上棘与背后正中线之中点。

主治：大小便不利，痛经，带下，阴挺，腰骶痛，乳糜尿，阳痿，不孕。

次髎

位置：在第2骶后孔中，膀胱俞与背正中线之中点。

主治：月经不调，痛经，闭经，带下，阳痿，腰骶痛。

中髎

位置：第3骶后孔中取穴。

主治：便秘，泄泻，尿闭，带下，腰痛，月经不调。

下髎

位置：第4骶后孔中取穴。

主治：腹痛，便秘，带下，腰痛，小便不利。

白环俞

位置：第4骶椎棘突下，旁开1.5寸处。

主治：遗精，崩漏，带下，月经不调，腰骶痛。

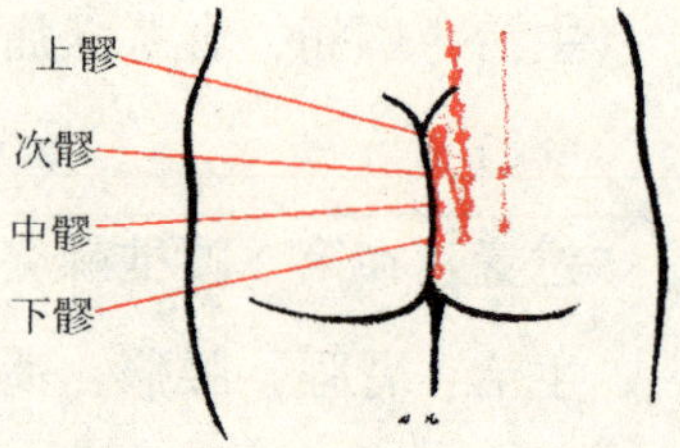

大杼

位置：在第1胸椎棘突下，旁开1.5寸处。

主治：发热，咳嗽，颈项强，肩背痛。

风门

位置：第2胸椎棘突下，旁开1.5寸处。

主治：咳嗽，气喘，头痛，项痛，肩背酸痛

图1-33 八髎穴示意图

肺俞（背俞穴）

位置：第3胸椎棘突下，旁开1.5寸处。

主治：咳嗽，气喘，吐血，骨蒸，盗汗。

厥阴俞

位置：第4胸椎棘突下，旁开1.5寸处。

主治：心痛，胸闷，呕吐，咳嗽，胸痛，呃逆，神经衰弱。

心俞（背俞穴）

位置：第5胸椎棘突下，旁开1.5寸处。

主治：心痛，心悸，心烦，健忘，梦遗，癫痫，咳嗽，吐血。

督俞

位置：第6胸椎棘突下，旁开1.5寸处。

主治：寒热表证，气逆，脱发，皮肤瘙痒。

膈俞

位置：第7胸椎棘突下，旁开1.5寸处。

主治：咳嗽，吐血，呃逆，噎嗝，吞咽梗阻，贫血，脊背痛，目疾。

肝俞（背俞穴）

位置：第9胸椎棘突下，旁开1.5寸处。

主治：黄疸，胁痛，目赤，吐血，目眩，目疾，癫痫，脊背痛。

胆俞（背俞穴）

位置：第10胸椎棘突下，旁开1.5寸处。

主治：胁痛，黄疸，胆囊炎，肺痨，潮热，口苦。

脾俞（背俞穴）

位置：第11胸椎棘突下，旁开1.5寸处。

主治：腹胀，泄泻，痢疾，黄疸，呕吐，水肿，食欲不振。

胃俞（背俞穴）

位置：第12胸椎棘突下，旁开1.5寸处。

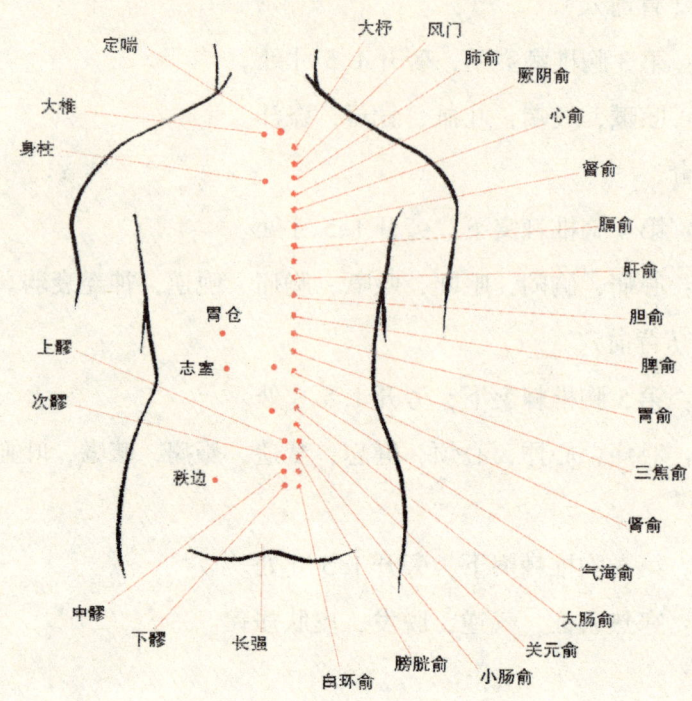

图1-34 背部穴位图

主治：胃脘痛，呕吐，腹胀，肠鸣，胃下垂，肠胃炎，胰腺炎。

三焦俞（背俞穴）

位置：第1腰椎棘突下，旁开1.5寸处。

主治：肠鸣，腹胀，呕吐，泄泻，水肿，腰背强痛。

肾俞（背俞穴）

位置：第2腰椎棘突下，旁开1.5寸处。

主治：遗精，阳痿，遗尿，水肿，尿血，月经不调，带下，腰痛，耳鸣，耳聋。

气海俞

位置：第3腰椎棘突下，旁开1.5寸处。

主治：肠鸣，腹胀，月经不调，痔疮，腰痛。

志室

位置：第2腰椎棘突下，旁开3寸处。

主治：腰背痛，遗精，梦泄。

大肠俞（背俞穴）

位置：第4腰椎棘突下，旁开1.5寸处。

主治：腹胀，泄泻，便秘，脱肛，痢疾，腰痛。

膏肓

位置：第4胸椎棘突下，旁开3寸处。

主治：肺痨，咳嗽，气喘，健忘，遗精，虚劳。

秩边

位置：第4骶椎棘突下，旁开3寸处。

主治：腰骶痛，下肢痿痹，腰腿痛，坐骨神经痛，小便不利，痔疮。

肩井

位置：大椎穴与肩峰连线的中点。

主治：头项强痛，肩背痛，乳痈，滞产，瘰疬。

灵台

位置：第6胸椎棘突下凹陷中。

主治：气喘，咳嗽，感冒，疔疮，痈疽。

关元俞

位置：第5腰椎棘突下，旁开1.5寸处。

主治：腹胀，泄泻，小便频数，腰痛，遗尿，小便不利。

小肠俞（小肠经俞穴）

位置：第1骶椎棘突下，旁开1.5寸处。

主治：腹胀，泄泻，便秘，腰痛。

膀胱俞（膀胱经俞穴）

位置：第2骶椎棘突下，旁开1.5寸处。

主治：小便不利，遗尿，泄泻，小便频数，腰脊强痛。

4. 上肢部穴位

上肢部的常用穴位如下（图1-35，图1-36）：

尺泽

位置：肘横纹中，肱二头肌腱桡侧端。

主治：咳嗽，咽喉肿痛，胸部胀痛，肘臂挛痛，发热，潮热，咯血，小儿惊风，吐泻。

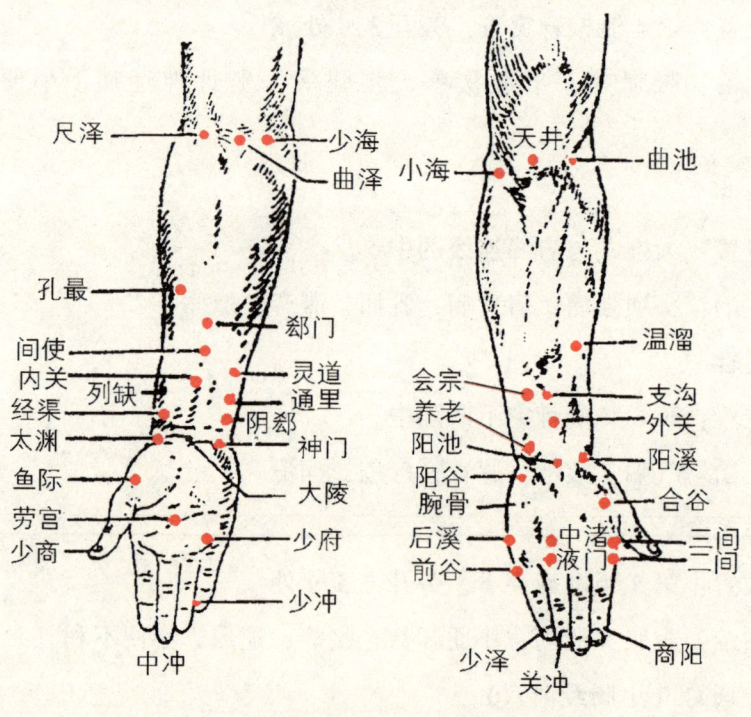

图1-35　上肢部穴位

孔最（肺经郄穴）

位置：在腕横纹上7寸，当太渊与尺泽的连线上。

主治：咳嗽，气喘，咯血，咽喉肿痛，肘臂挛痛，痔疮。

列缺

位置：在拇指侧腕横纹上1.5寸，当桡骨茎突上方，即左右两虎口交叉时，食指压在腕后桡骨茎突上，食指尖所指小凹陷处。

主治：咳嗽，头项痛，咽喉肿痛，口眼㖞斜。

内关

位置：仰掌，腕横纹正中直上2寸处。

主治：心悸，心绞痛，呕吐，胃痛，胸痛，呃逆。

经渠

位置：在腕横纹上1寸处，当桡动脉桡侧凹陷中。

主治：气喘，咳嗽，手腕疼痛，咽喉肿痛。

太渊（肺经原穴）

位置：在腕横纹上，桡动脉桡侧凹陷中。

主治：咳嗽，气喘，胸痛，上臂内侧痛，无脉症，感冒，咽喉炎。

鱼际

位置：在第1掌骨中点，赤白肉际处。

主治：咳嗽，咯血，咽喉肿痛，失音，发热。

少商

位置：在拇指桡侧指甲角旁0.1寸处。

主治：抽风，昏迷，小儿惊风，发热，痄腮。

灵道

位置：在尺侧腕屈肌腱的桡侧，当神门穴上1.5寸处。

主治：心痛，心悸，瘛疭，肘臂挛痛。

少海

位置：屈肘，肘横纹内侧端与肱骨内上髁连线的中点。

主治：心痛，肘臂挛痛，手颤抖，癫痫，瘰疬，胸胁痛。

通里

位置：在尺侧腕屈肌腱的桡侧，腕横纹上1寸处。

主治：心悸，怔忡，心痛，暴喑，舌强不语。

阴郄（心经郄穴）

位置：腕横纹上0.5寸，尺侧腕屈肌腱桡侧。

主治：惊悸，心痛，吐血，盗汗，暴喑。

神门（心经原穴）

位置：在腕横纹上，当尺侧腕屈肌腱之桡侧凹陷中。

主治：心烦，失眠，惊悸，怔忡，健忘，心痛，癫痫，胸胁痛。

少府

位置：在第4、第5掌骨间，握拳，当小指端与无名指指端之间。

主治：心悸，心绞痛，心律不齐，风湿性心脏病，癫狂，小便不利，遗尿，阴痒，瘾病。

少冲

位置：在小指桡侧指甲角旁约0.1寸处。

主治：神昏，心痛，心悸，胃痛，呕吐，泄泻，发热，肘臂挛痛。

曲泽

位置：在肘横纹中，肱二头肌腱尺侧。

主治：心悸，心痛，胃痛，呕吐，泄泻，热病，肘臂挛痛。

郄门（心包经郄穴）

位置：位于腕横纹正中（大陵穴）直上5寸处。

主治：心绞痛，心悸，风湿性心脏病，心肌炎，乳腺炎，胸膜炎，鼻出血，呕血，脱肛，癫痫，瘾病。

大陵（心包经原穴）

位置：在腕横纹中央，掌长肌腱与桡侧腕屈肌腱之间。

主治：胸痛，呕吐，癫痫，胃脘痛，疮疡。

劳宫
位置:握拳,第 2~3 掌骨之间中指尖下长穴。
主治:心痛,癫狂,口腔炎,面瘫,口㖞斜。

中冲
位置:在中指尖端正中。
主治:心痛,热病,昏厥,中风,舌体肿痛。

少泽
位置:小指尺侧,指甲角旁约 0.1 寸处。
主治:头痛,目翳,咽喉肿痛,乳痈,乳少,热病,昏迷。

后溪
位置:第 5 掌骨小头后,横纹头赤白肉际。
主治:咽喉肿痛,疟疾,目赤肿痛,头痛项强,手指挛痛,臂肘挛痛。

腕骨(小肠经原穴)
位置:手背尺侧,第 5 掌骨与三角骨之间凹陷中。
主治:指挛腕痛,头痛,呕吐,耳鸣,溢泪,角膜白斑。

阳谷
位置:腕关节尺侧尺骨茎突前下缘处。
主治:眩晕,耳鸣,耳聋,牙龈炎,小儿疳积,手腕痛,热病无汗。

养老(小肠经郄穴)
位置:以掌向胸,当尺骨茎突桡侧缘凹陷中。
主治:肩、背、肘臂酸痛,目视不清,呃逆。

会宗(三焦经郄穴)
位置:位于腕背横纹正中上 3 寸(支沟穴)尺侧约 1 寸处。
主治:耳聋,耳痛,痫证,臂痛,喘满,心痛。

小海

位置：肘关节处，距当尺骨鹰嘴与肱骨内上髁之间。

主治：颊肿，颈项、肩臂疼痛，耳鸣，齿龈炎，舞蹈病，癫痫，头痛，目眩。

关冲

位置：第4指尺侧，距指甲角旁约0.1寸处。

主治：头痛，目赤，咽喉肿痛，舌强，心烦，热病，耳鸣，耳聋，肘臂疼痛。

中渚

位置：第4~5掌指关节后凹陷中。

主治：头痛，头晕，耳鸣，耳聋，手指不能屈伸。

液门

位置：在手背部，当第4~5指间，指掌关节前凹陷中。

主治：头痛，目赤，耳聋，咽喉肿痛，疟疾，手臂痛，乳汁缺少，五指挛急。

阳池（三焦经原穴）

位置：腕背横纹中，指总伸肌腱尺侧缘凹陷中。

主治：耳聋，目赤肿痛，咽喉肿痛，手腕痛，疟疾，消渴。

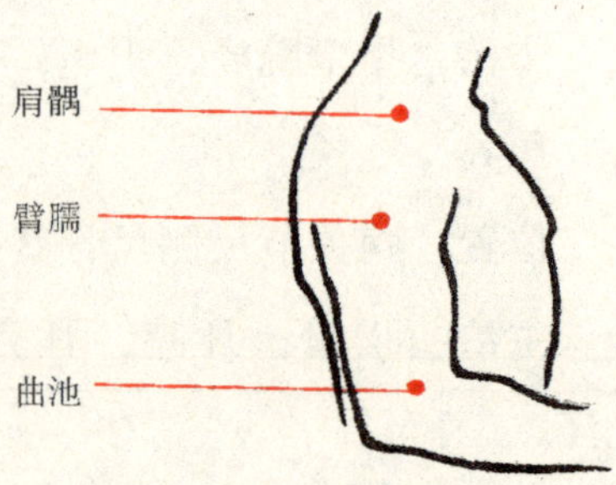

图1-36 臂臑穴示意图

外关

位置：在腕背横纹上2寸处。

主治：咽喉肿痛，胁肋疼痛，头痛，目赤，耳聋，瘰疬，上肢麻痹。

支沟

位置：在腕背横纹鹰嘴上3寸处。

主治：胁肋痛，耳聋，耳鸣，大便秘结。

天井

位置：屈肘，当尺骨鹰嘴上1寸凹陷中。

主治：偏头痛，耳聋，颈项痛，肩臂痛，瘰疬，癫痫。

商阳

位置：在食指桡侧指甲角旁0.1寸处。

主治：齿痛，咽喉肿痛，颌肿，手指麻木，热病汗不出，高热，中风昏迷，耳聋，耳鸣，麻疹。

二间

位置：握拳，当食指桡侧，掌指关节前凹陷中。

主治：目昏，鼻出血，牙齿痛，口㖞斜，咽喉肿痛。

三间

位置：握拳，当第2掌骨小头桡侧后凹陷中。

主治：目痛，齿痛，咽喉肿痛，身热，腹胀，肠鸣。

合谷（大肠经原穴）

位置：第1～2掌骨之间，约平第2掌骨桡侧中点处。

主治：头痛，目赤肿痛，鼻出血，齿痛，牙关紧闭，口眼㖞斜，耳聋，痄腮，咽喉肿痛，热病无汗，腹痛，便秘，闭经，滞产。

阳溪

位置：手背横纹桡侧端，拇短伸肌腱与拇长伸肌腱之间的凹陷中。

主治：头痛，目赤肿痛，耳鸣，耳聋，齿痛，咽喉肿痛，手腕疼痛。

温溜（大肠经郄穴）

位置：在腕背横纹桡侧端（阳溪穴）直上5寸处。

主治：头痛，面肿，口舌肿痛，肩背酸痛，肠鸣腹痛，疔疮。

曲池

位置：屈肘，肘横纹外端与肱骨外上髁连线的中点。

主治：咽喉肿痛，齿痛，目赤痛，瘰疬，瘾疹，上肢不遂，腹痛吐泻，热病，癫狂。

5. 下肢部穴位

下肢部的常用穴位如下（图 1-37，图 1-38，图 1-39，图 1-40）：

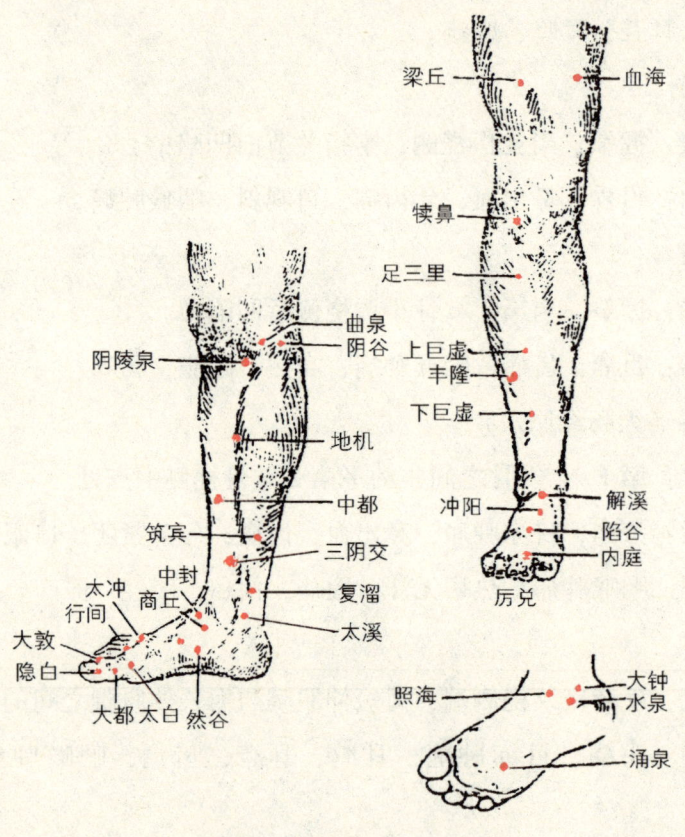

图 1-37　下肢部穴位（一）

大敦

位置：足拇指外侧趾甲角旁约 0.1 寸处。

主治：晕厥，癫痫，疝气，遗尿，崩漏，阴挺。

行间

位置：在足第1~2趾间缝纹端。

主治：头痛，目眩，青盲，目赤肿痛，口㖞斜，胁痛，疝气，中风，痛经，崩漏，带下，晕厥，癫痫。

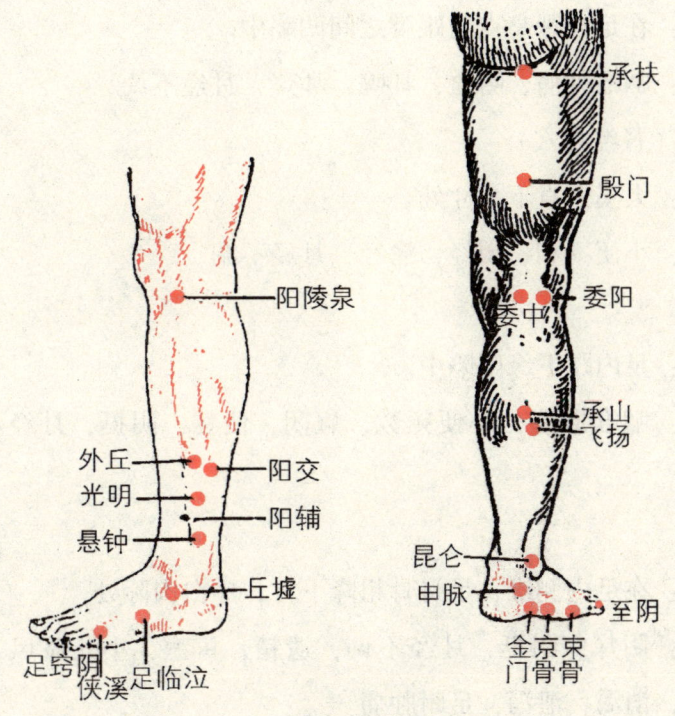

图1-38 下肢部穴位（二）

太冲（肝经原穴）

位置：在第1~2跖骨结合部之前凹陷中。

主治：头痛，眩晕，胁痛，疝气，月经不调，癫痫，呃逆，小儿惊风，下肢痿痹，颜面神经痛，肝疾病。

隐白

位置：在脚拇指内侧趾甲角旁0.1寸处。

主治：腹胀，便血，尿血，月经过多，崩漏，癫狂，惊风，多梦。

涌泉

位置：在足心，屈足时呈凹陷处，约足掌前1/3与中2/3交点处。

主治：急救要穴，昏迷，急惊风，头痛，目眩，失音，失眠，癫狂，小便不利，水肿，倒经，难产，胞衣不下。

太溪（肾经原穴）

位置：在足内踝高点与跟腱之间凹陷中。

主治：咽喉肿痛，咯血，耳鸣，耳聋，月经不调。

水泉（肾经郄穴）

位置：太溪穴直下1寸处。

主治：小便不利，闭经，痛经，月经不调。

照海

位置：足内踝下缘凹陷中。

主治：咽喉肿痛，小便频数，癃闭，便秘，阴挺，月经不调，癫痫，失眠。

然谷

位置：在足内侧缘，足舟骨粗隆下方，赤白肉际处。

主治：阴痒，阴挺，月经不调，遗精，黄疸，小儿脐风，咽喉干痛，咯血，消渴，泄泻，足跗肿痛。

大钟

位置：太溪穴下0.5寸稍后，跟腱内缘。

主治：咯血，气喘，腰脊强痛，痴呆，足跟痛，牙痛，便秘，嗜睡。

大都

位置：在足内侧缘，当足大趾本节（第1跖趾关节）前下方赤白肉际凹陷处。

主治：腹胀，胃痛，纳食不化，呃逆，泄泻，便秘，热病无汗。

太白（脾经原穴）

位置：在足内侧缘，当第1跖趾关节后下方赤白肉际凹陷处。

主治：胃痛，腹胀，肠鸣，泄泻，便秘，痔漏，脚气。

商丘

位置：在足内踝前下方凹陷中。

主治：腹胀，肠鸣，便秘，腹泻，纳食不化，善叹息，足踝痛。

中封

位置：在足背侧，当足内踝前1寸，胫骨前肌腱内侧凹陷处。

主治：疝气，遗精，小便不利，脐腹痛。

复溜

位置：在小腿内侧，太溪穴直上2寸。

主治：水肿，腹胀，泄泻，肠鸣，腿肿，足痿，盗汗，热病汗不出，淋病，带下。

三阴交

位置：内踝尖直上3寸，胫骨内侧面后缘。

主治：月经不调，带下，滞产，遗精，阳痿，不孕，疝气，遗尿，腹胀，肠鸣，泄泻，下肢痿痹。

中都（肝经郄穴）

位置：在小腿内侧，当足内踝尖直上7寸，胫骨内侧面的中央处。

主治：胁痛，腹痛，疝气，泄泻，崩漏，恶露不绝。

地机（脾经郄穴）

位置：在小腿内侧，当内踝尖与阴陵泉的连线上，阴陵泉下3寸处。

主治：腹痛，泄泻，水肿，小便不利，遗精，月经不调。

阴陵泉

位置：在胫骨内侧髁下缘凹陷处。

主治：腹胀，腹泄，小便不利，水肿，膝关节痛。

阴谷

位置：在腘窝内侧，屈膝时，当半腱肌与半膜肌之间的深陷如谷处。

主治：阳痿，疝痛，崩漏，小便不利，膝关节酸痛。

曲泉

位置：屈膝，当膝内侧横纹头上方凹陷中。

主治：阴挺，少腹痛，外阴瘙痒，小便不利，膝关节痛，遗精。

厉兑

位置：足第2趾外侧趾甲角旁约0.1寸处。

主治：癫痫，癫狂，齿龈炎，鼻衄，喉痹，面神经麻痹。

内庭

位置：足第2~3趾间缝纹端。

主治：牙齿痛，咽喉痛，口㖞斜，鼻出血，胃痛吐酸，腹胀，泄泻，痢疾，便秘，足背肿痛，热病。

环跳

位置：臀部，股骨大转子后上方凹陷处。

主治：腰腿痛，下肢痿痹，半身不遂。

陷谷

位置：在足背，第2~3跖趾关节后凹陷处。

主治：面浮身肿，胸胁胀满，腹痛，肠鸣，热病，足胫痛。

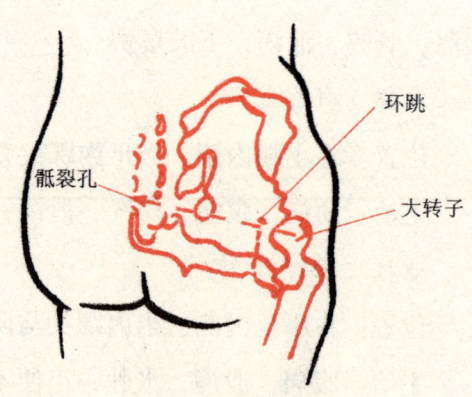

图1-39 环跳取穴法

冲阳（胃经原穴）

位置：在足背最高处，足背动脉搏动处。

主治：口眼㖞斜，面颊肿，上齿痛，胃痛，足缓不收，癫狂，痫证。

解溪

位置：足背踝关节横纹中点，踇长伸肌腱与趾长伸肌腱之间。

主治：下肢痿痹，足踝痛，头痛，眩晕，癫狂，腹胀，便秘。

丰隆

位置：外踝尖上8寸处。

主治：咳嗽多痰，癫痫，头痛，眩晕，便秘，下肢痿痹。

下巨虚（小肠经下合穴）

位置：在小腿前外侧，当犊鼻下9寸。

犊鼻

位置：屈膝，髌骨下缘，髌韧带外侧凹陷中。

主治：脚气，下肢痿痹，膝关节痛。

足三里（胃经下合穴）

位置：犊鼻穴下3寸，胫骨前嵴外一横指处。

主治：胃痛，噎膈，泄泻，痢疾，腹胀，便秘，乳痈，肠痈，虚劳羸瘦，高血压，水肿，脚气。

上巨虚（大肠经下合穴）

位置：在足三里穴下3寸处。

主治：痢疾，胃肠疾病，肠鸣腹胀，中风瘫痪，脚气。

梁丘

位置：位于髌骨（膝盖）外上缘直上2寸处。

主治：胃脘痛，胃溃疡，胃痉挛，呕吐。

血海

位置：位于髌骨内上缘上2寸处。

主治：月经不调，痛经，闭经，子宫出血，子宫内膜炎，荨麻疹，湿疹。

足窍阴

位置：位于足第4趾外侧趾甲角旁约0.1寸处。

主治：心痛，胸痛，耳鸣，耳聋，月经不调，喉痛，舌强失语，呃逆。

侠溪

位置：位于足背外侧，当第4～5趾间缝纹端。

主治：足背部红肿、疼痛，头晕目眩，耳鸣，耳聋，听力下降，胸胁胀满，乳痈溃疡，闭经。

足临泣

位置：在第4～5跖骨结合部前方，小趾伸肌腱外侧凹陷中。

主治：头晕，目眩，胸胁疼痛，目赤肿痛，月经不调，疟疾，乳痈。

丘墟（胆经原穴）

位置：在外踝前下方凹陷处。

主治：疟疾，胸胁胀痛，下肢痿痹。

悬钟（绝骨）

位置：外踝高点上3寸，腓骨后缘。

主治：胁痛，项强，下肢痿痹。

居髎

位置：在髋部，当髂前上棘与股骨大转子最凸点连线的中点处。

主治：腰腿痹痛，瘫痪，下肢痿痹。

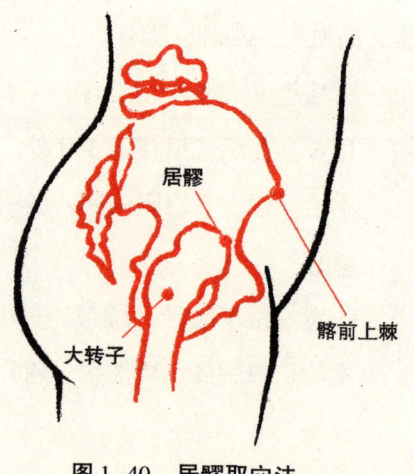

图1-40 居髎取穴法

光明

位置：外踝高点上5寸，腓骨前缘。

主治：夜盲症，目赤痛，乳房胀痛，下肢痿痹。

外丘（胆经郄穴）

位置：在小腿外侧，当外踝高点上7寸，腓骨前缘。

主治：颈项疼痛，胸胁痛，狂犬咬伤，下肢痿痹。

阳陵泉（胆经下合穴）

位置：在腓骨小头前下方之凹陷中。

主治：黄疸，胁痛，小儿急、慢惊风，下肢痿痹。

阳辅

位置：在小腿外侧，外踝高点上4寸，腓骨前缘稍前方处。

主治：腋下肿，腰痛，膝关节酸痛，脚气，偏头痛。

阳交

位置：在小腿外侧，外踝高点上7寸，腓骨后缘处。

至阴

位置：足小趾外侧趾甲角旁约0.1寸许。

主治：难产，胎位不正，中风，目痛，鼻塞，鼻出血，遗精。

束骨

位置：在足外侧，足小趾本节的后方，赤白肉际处。

主治：癫狂，头痛，项强，目眩，腰背及下肢痛。

京骨（膀胱经原穴）

位置：在足外侧，第5跖骨粗隆下方，赤白肉际处。

主治：癫痫，头痛，目翳，颈项强，腰髀痛，膝痛脚挛。

金门（膀胱经郄穴）

位置：在足外侧，当第5跖骨粗隆后上方的凹陷中。

主治：癫痫，小儿惊风，腰痛，外踝痛，下肢痹痛。

申脉

位置：外踝下缘凹陷中。

主治：癫狂，失眠，头痛，目赤，眩晕，腰腿酸痛。

昆仑

位置：外踝与跟腱之间凹陷中。

主治：头痛，项强，目眩，癫痫，滞产，腰骶疼痛，足跟痛。

飞扬

位置：在外踝后，昆仑穴直上7寸，承山外1寸处。

主治：头痛，目眩，鼻出血，腰背痛，痔疮，腿软无力。

承山

位置：当腓肠肌肌腹之间凹陷的顶端。

主治：腰腿拘急疼痛，痔疮，便秘，脱肛，足背痛。

委中（膀胱经下合穴）

位置：腘横纹中点。

主治：腰背痛，腰腿痛，下肢痿痹，急性腹痛，中暑吐泻，高热抽搐。

委阳（三焦经下合穴）

位置：在腘横纹外侧端，当股二头肌腱的内侧（在委中穴之外侧少许）处。

主治：腰脊强痛，小腹胀痛，小便不利，腿足挛痛。

殷门

位置：位于大腿后侧约中央处，承扶穴直下6寸。

主治：坐骨神经痛，腰背酸痛，股后侧疼痛。

承扶

位置：臀横纹正中。

主治：腰骶痛，坐骨神经痛，痔疾。

6. 头项部穴位

头项部的常用经外奇穴如下（图1-41，图1-42，图1-43，图1-44，图1-45，图1-46，图1-47）：

球后（奇穴）

位置：眶下缘外1/4与内3/4交界处。

主治：目疾。

鼻通（奇穴）

位置：鼻唇沟上端尽处。

主治：鼻渊，鼻塞不通。

夹承浆（奇穴）

位置：承浆穴旁开1寸。

主治：齿龈肿痛，口㖞斜。

鼻窦（新穴）

位置：在目眦睛明穴偏鼻根5分处。

主治：鼻窦炎，筛窦炎。

夹鼻（奇穴）

位置：在鼻部，鼻骨与侧鼻软骨交界处。

主治：鼻渊，过敏性鼻炎。

上鼻窦（新穴）

位置：位于下眼睑瞳孔直下7分处。

主治：鼻塞，流浊涕，鼻渊，上鼻窦炎。

鼻流（奇穴）

位置：于鼻孔下缘，鼻中隔与鼻翼

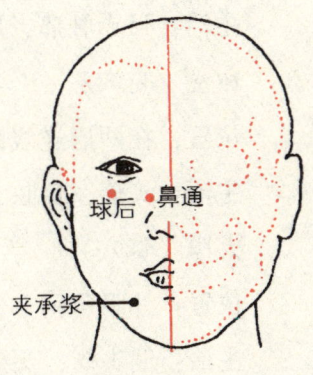

图1-41 球后、鼻通、夹承浆穴位

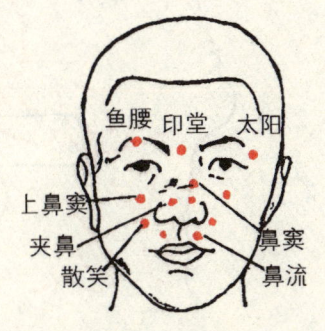

图1-42 鼻窦、夹鼻、上鼻窦、鼻流、散笑、鱼腰、印堂、太阳穴位

之中点处。

主治：鼻塞，流涕多，慢性鼻炎。

散笑（奇穴）

位置：在迎香穴外下方鼻唇沟之中点处。

主治：过敏性鼻炎，鼻塞不闻香臭，多浊涕。

鱼腰（奇穴）

位置：在眉毛正中处。

主治：目赤肿痛，眉棱骨痛，眼睑下垂，眼睑瞤动，目翳，面瘫。

印堂（奇穴）

位置：在两眉连线的中点处。

主治：头痛，目眩，鼻疾，小儿抽风，产后血晕，失眠。

太阳（奇穴）

位置：外眼角斜上方凹窝中。

主治：偏头痛，头痛，喉痛，牙齿痛，眼疾，面瘫。

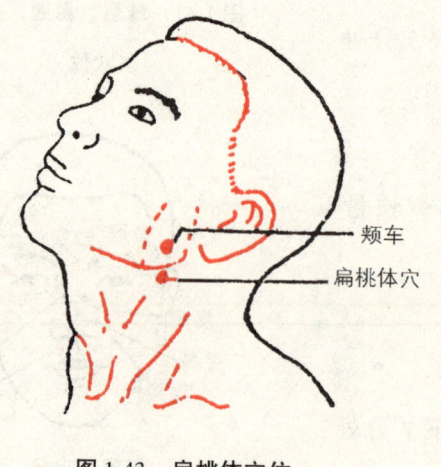

图1-43 扁桃体穴位

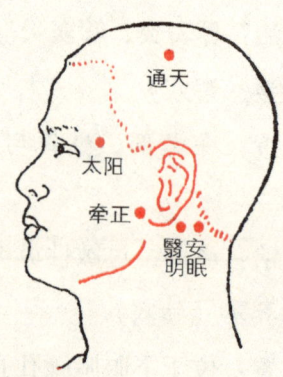

图1-44 牵正穴位

扁桃体穴（奇穴）

位置：下颌角下内一横指处，当颊车穴之下。

主治：扁桃体炎。

牵正（奇穴）

位置：耳垂前0.5~1寸处。

主治：口㖞斜，口舌生疮。

安眠（新穴）

位置：在风池穴与翳风穴连线之中点处。

主治：失眠，精神分裂症。

翳明

位置：在翳风穴后1寸。

主治：目疾，视力下降。

衄血（新穴）

位置：位于后颈双侧项肌之间，后发际之中点处。

主治：鼻出血，倒经鼻出血。

阴穴（奇穴）

位置：于后头部正中线偏际1.7寸处。

主治：脑出血，头痛如锥刺。

血压点（新穴）

位置：第6、7颈椎棘突间旁开2寸。

主治：高血压，低血压。

岩池（新穴）

位置：位于乳突高点与发际呈连线之中点。

主治：青光眼，高血压，眩晕。

颈二（新穴）

位置：位于第2颈椎旁开2.5寸处。

主治：头痛，后头痛。

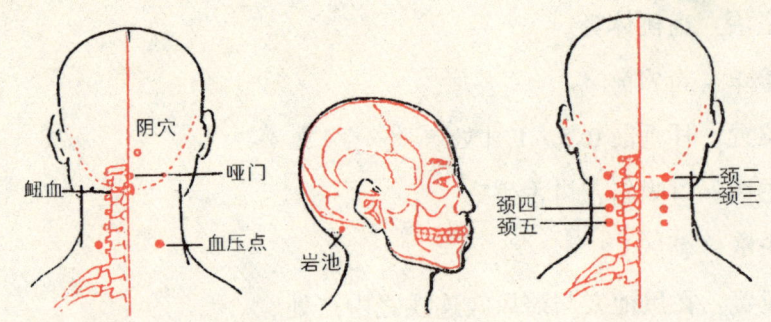

图 1-45　衄血、阴穴、哑门、血压点穴位　　图 1-46　岩池　　图 1-47　颈二、颈三、颈四、颈五穴位

颈三（新穴）

位置：位于第 3 颈椎旁开 2.5 寸处。

主治：眼疾。

颈四（新穴）

位置：位于第 4 颈椎旁开 2.5 寸处。

主治：鼻疾病。

颈五（新穴）

位置：位于第 5 颈椎旁开 2.5 寸处。

主治：咽喉痛，急、慢性咽炎。

7. 胸腹部穴位

胸腹部的常用经外奇穴、新穴如下（图 1-48，图 1-49）：

肝明（奇穴）

位置：位于脐上 4 寸（中脘穴）旁开 3 寸处。

主治：慢性肝炎，肝硬化，肝癌。

食关（奇穴）

位置：位于脐上 3 寸，旁开 1 寸处。

主治：脾胃气虚，消化不良。

水上（新穴）

位置：位于脐上1.5寸处。

主治：反酸，胃酸过多。

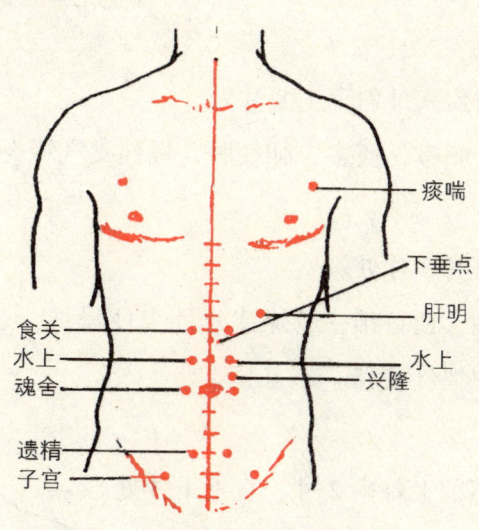

图1-48 胸腹部奇穴、新穴穴位（一）

下垂点（新穴）

位置：位于脐上2.5寸处。

主治：胃下垂。

兴隆（奇穴）

位置：位于脐上1寸，旁开1寸处。

主治：肝硬化，肝硬化腹水。

魂舍（奇穴）

位置：位于脐旁1寸处。

主治：泄泻，痢疾，肠炎。

遗精（奇穴）

位置：位于脐下3寸，旁开1寸处。

主治：遗精，梦遗，早泄，神经衰弱。

子宫（奇穴）

位置：位于脐下4寸，旁开3寸处。

主治：肾盂肾炎，肾结石，带下。

痰喘（奇穴）

位置：位于膺窗穴外斜上1.8寸处。

主治：气喘，咳嗽，痰多，肺气肿，慢性支气管炎。

通便（新穴）

位置：位于脐旁3寸处。

主治：实热性大便秘结，肠燥津亏性大便燥结，老年性大便秘结，妇人产后便秘，习惯性便秘。

通经（新穴）

位置：位于髂前上棘内2寸，直上1寸处。

主治：闭经。

腹泻（新穴）

位置：位于脐下0.5寸处。

主治：泄泻。

止泻（新穴）

位置：位于脐下2.5寸处。

主治：过敏性结肠炎，急性肠炎，痢疾。

气中（奇穴）

位置：位于脐下1.5寸，旁开1.5寸处。

主治：肠痉挛，肠鸣，腹痛。

气门（奇穴）

位置：位于脐下3寸，旁开3寸处。

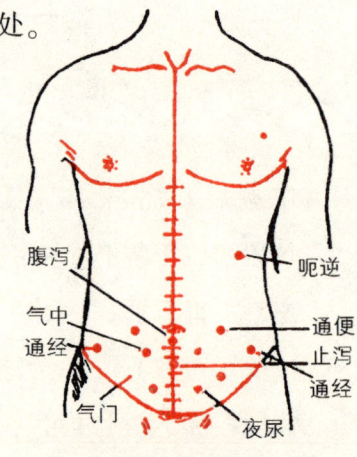

图1-49 胸腹部奇穴、新穴穴位（二）

主治：妊娠流产，堕胎腹痛，先兆流产，功能性子宫出血，小儿疝气。

呃逆（奇穴）

位置：位于乳头直下第7~8肋间缝中。

主治：呃逆，膈肌痉挛。

夜尿（奇穴）

位置：位于脐下4寸半，旁开1寸处。

主治：尿失禁，夜尿频数，尿崩。

8. 腰背部穴位

腰背部的常用经外奇穴、新穴如下（图1-50，图1-51）：

定喘（奇穴）

位置：大椎穴旁开5分处。

主治：哮喘，咳嗽。

结核穴（奇穴）

位置：大椎穴旁开3.5寸处。

主治：肺结核以及其他各种结核病。

肺热（新穴）

位置：位于第3胸椎旁开0.5寸处。

主治：肺炎，肺热咳嗽。

胃热（新穴）

位置：位于第4脊椎旁开0.5寸处。

主治：胃火牙痛，胃热病，胃炎。

肝热（新穴）

位置：第5胸椎旁开0.5寸处。

主治：肝热目赤痛，急、慢性肝炎。

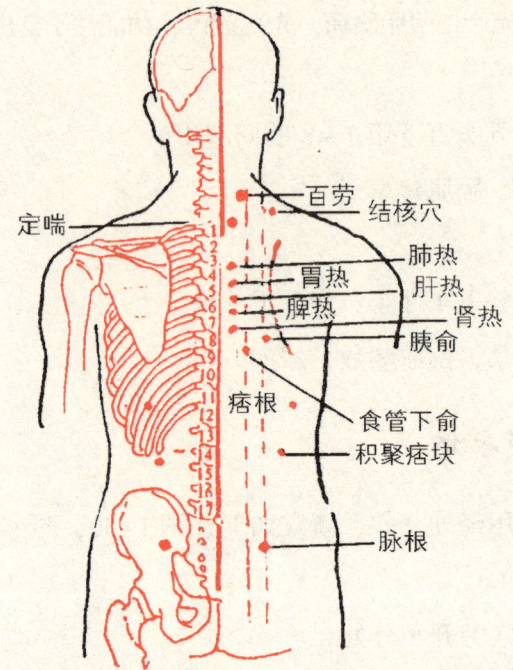

图1-50 腰背部奇穴、新穴穴位（一）

脾热（新穴）

位置：位于第6胸椎旁开0.5寸处。

主治：脾热便秘，胰腺炎，消化道疾病。

肾热（新穴）

位置：位于第7胸椎旁开0.5寸处。

主治：急、慢性肾炎，泌尿、生殖系统疾病。

胰俞（奇穴）

位置：位于第8胸椎旁开1.5寸处。

主治：急性胰腺炎。

积聚痞块（奇穴）

位置：位于第2腰椎棘突下旁开4寸处。

主治：积聚痞块，良性肿瘤，囊肿。

痞根（奇穴）

位置：位于第1腰椎棘突下，旁开3.5寸凹陷中。

主治：痞块，癥瘕。

食管下俞（新穴）

位置：位于第8胸椎棘突下旁开1寸处。

主治：食管癌，贲门癌，噎嗝，吞咽梗阻。

脉根（新穴）

位置：位于第2骶后孔后正中线旁开3寸直下0.5寸处。

主治：下肢静脉怒张，血栓性静脉炎。

定志（奇穴）

位置：位于大椎穴旁开2.5寸（结核穴内1寸）处。

主治：癫痫。

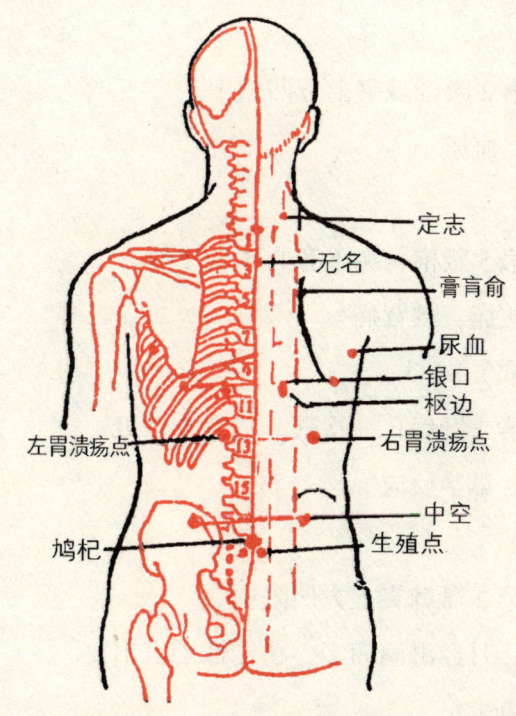

图1-51 腰背部奇穴、新穴穴位（二）

无名（奇穴）

位置：位于第2胸椎棘突下凹陷中。

主治：精神分裂症，癔症，癫狂。

银口（奇穴）

位置：位于肩胛骨下角处。

主治：咯血，痰中带血。

枢边（奇穴）

位置：位于第10胸椎棘突下旁开1寸处。

主治：黄疸，急性黄疸型肝炎。

尿血（奇穴）

位置：位于第7胸椎棘突下旁开5寸处。

主治：血尿。

血愁（奇穴）

位置：位于第2腰椎棘突上方凹陷中。

主治：便血，血尿。

中空（奇穴）

位置：位于第5腰椎棘突下旁开3.5寸处。

主治：腰骶酸痛，腰背痛。

生殖点（新穴）

位置：位于第2骶后孔（次髎）内0.5寸处。

主治：妊娠，早孕反应。

鸠杞（奇穴）

位置：位于第2骶棘突上方凹陷中。

主治：崩漏，月经淋漓而多，功能性子宫出血。

胃溃疡点（新穴）

位置：位于12胸椎棘突下旁开5寸处（胃仓穴旁开2寸）。

主治：胃溃疡，十二指肠球部溃疡。

9. 上肢部穴位

上肢部的常用经外奇穴、新穴如下（图1-52，图1-53）：

静穴（奇穴）

位置：位于肘横纹桡侧端与腕横纹正中连线之中点处。

主治：肋间神经痛，胁肋疼痛。

前曲泽（新穴）

位置：位于肘横纹正中（曲泽穴下1寸）处。

主治：瘿气，甲状腺功能亢进（甲亢）。

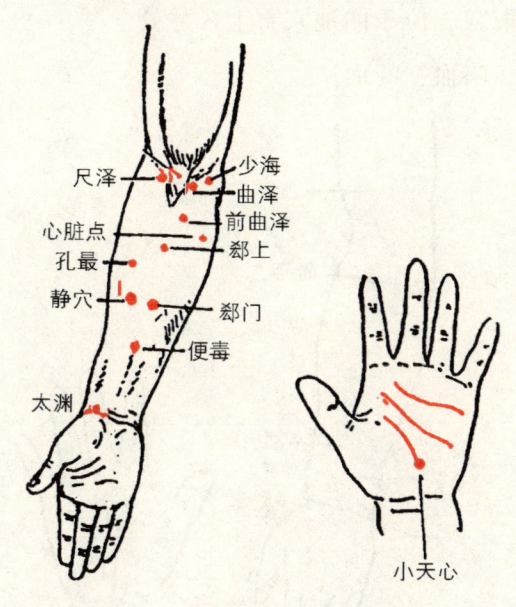

图1-52 上肢部奇穴、新穴穴位（一）

心脏点（奇穴）

位置：位于前臂屈侧，尺侧线肘横纹下3寸处。

主治：风湿性心脏病，心脏疾病。

郄上（新穴）

位置：位于郄门穴直上3寸处。

主治：心脏疾病，心脏瓣膜病。

便毒（奇穴）

位置：位于前臂屈侧正中线，腕横纹上4寸处。

主治：肛门肿痛，肛周脓肿，肛周炎。

小天心（奇穴）

位置：位于手掌面大小鱼际之中点处。

主治：糖尿病，昏迷。

五里（新穴）

位置：屈肘取穴，位于曲池穴直上3寸处。

主治：咳嗽，咯血，吐血。

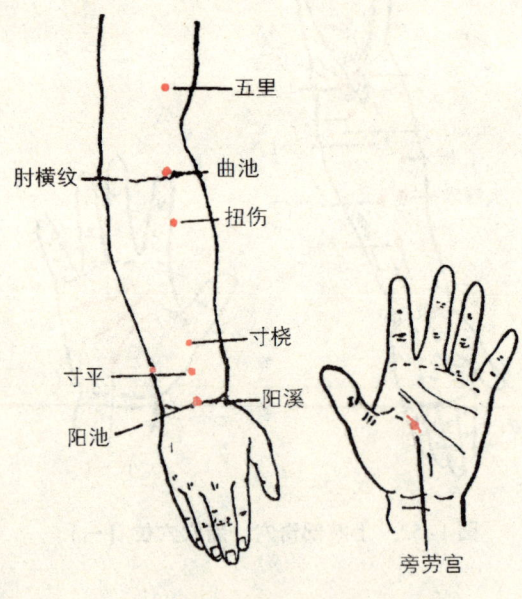

图1-53 上肢部奇穴、新穴穴位（二）

扭伤（奇穴）

位置：位于阳池穴与曲池穴连线的上 1/4 与下 3/4 交界处。

主治：各种扭伤痛。

寸平（奇穴）

位置：手背腕横纹中点上 1 寸处。

主治：上肢扭伤，腰扭伤，心力衰竭。

寸桡（奇穴）

位置：手背腕横纹中点直上 2 寸，尺桡骨之间。

主治：癫痫。

旁劳宫（奇穴）

位置：位于手掌中，第 2～3 掌骨后缘凹陷中。

主治：扁桃体炎。

10. 下肢部穴位

下肢部的常用经外奇穴、新穴如下（图 1-54，图 1-55，图 1-56）：

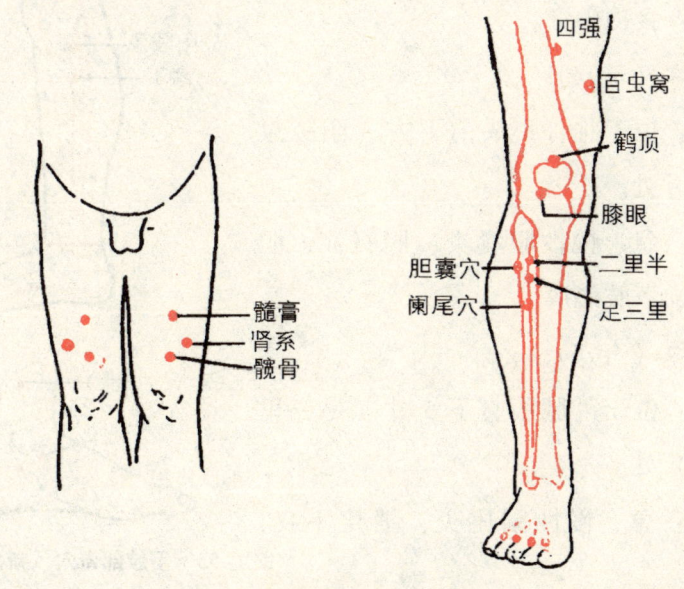

图 1-54　下肢部奇穴、新穴穴位（一）

肾系（奇穴）

位置：位于大腿伸侧，股直肌肌腹中，髌骨中线上6寸处。

主治：糖尿病。

髋骨（奇穴）

位置：位于大腿伸侧，髌骨中线上3寸处。

主治：腿痛，下肢痛，腰腿痛。

髓膏（奇穴）

位置：位于大腿伸侧，髌骨中线上3寸，股直肌外缘旁开1.5寸处。

主治：风寒湿痹，风湿性关节炎，类风湿关节炎。

百虫窝（奇穴）

位置：位于髌骨内上角上3寸处。

主治：胆道蛔虫，风湿痒疹，下阴湿疹，产后风，膝关节炎。

二里半（新穴）

位置：位于足三里穴上0.5寸处。

主治：食物中毒。

胆囊穴（奇穴）

位置：位于腓骨小头前下方（阳陵泉穴）下1寸处。

主治：急、慢性胆囊炎，胆石症，胆道蛔虫症，下肢痿痹。

阑尾穴（奇穴）

位置：位于外膝眼直下5寸（足三里穴下2寸）处。

主治：急、慢性阑尾炎，消化不良，下肢瘫痪。

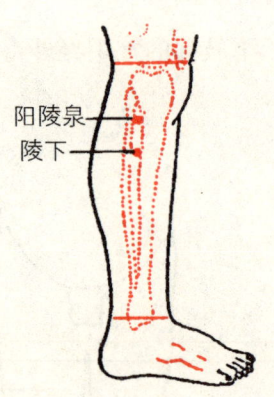

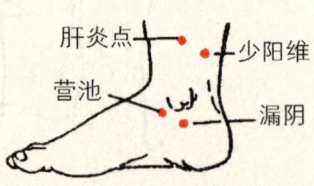

图1-55 下肢部奇穴、新穴穴位（二）

陵下（奇穴）

位置：位于阳陵泉穴下2寸处。

主治：胆道蛔虫，哑，耳聋，腿痛。

肝炎点（奇穴）

位置：位于内踝尖上1.5寸，胫骨后缘处。

主治：急、慢性肝炎。

少阳维（奇穴）

位置：位于内踝上缘上0.5寸跟腱前缘处。

主治：红斑狼疮。

营池（奇穴）

位置：位于足心踝下缘前之凹陷处。

主治：便血。

漏阴（奇穴）

位置：位于足内踝下缘下0.5寸处。

主治：产后恶露不绝。

头风（奇穴）

位置：位于大腿外侧面，髌骨中线上9寸（风市穴上3寸）处。

主治：眩晕，头风痛，梅尼埃综合征。

肿瘤点（新穴）

位置：俯卧取穴，位于臀横纹（承扶穴）与腘横纹（委中穴）连线之中点，偏外0.5寸直下0.5寸处。

主治：各种恶性肿瘤。

坐骨（新穴）

位置：位于臀部，大转子与尾骨尖连线之中点直下1寸处。

主治：坐骨神经痛，腰腿痛。

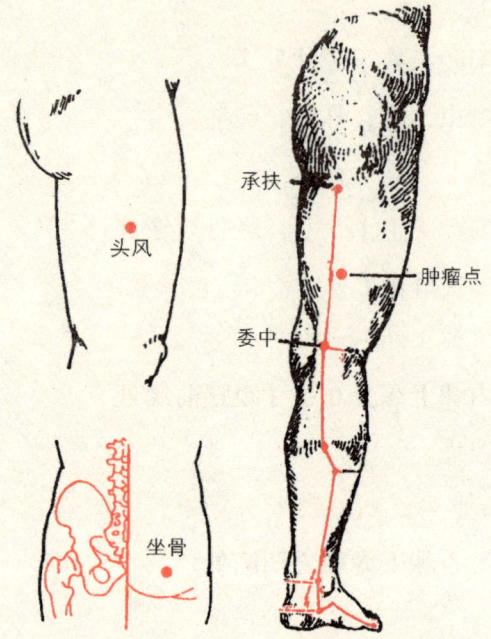

图 1-56　下肢部奇穴、新穴穴位（三）

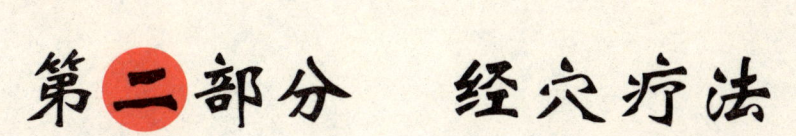

第二部分　经穴疗法

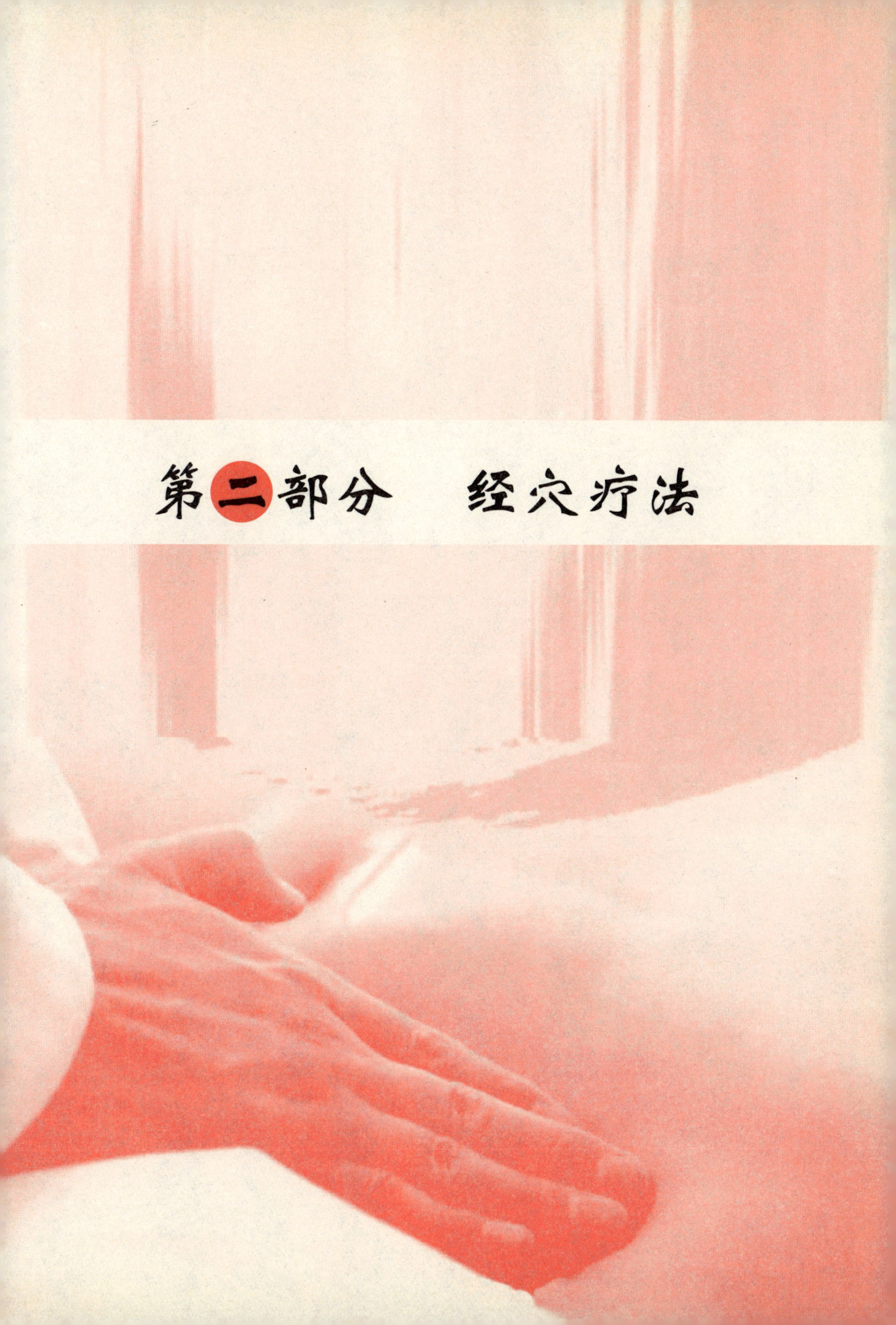

一、按摩手法

按摩是经穴疗法的一种主要手段。要使按摩效果好，除了手法力度适当，还要遵循按摩的基本法则，运用基本治法，辨证施治。

1. 按摩的法则

按摩要遵循补、泻、和这三大法则，因此，在按摩前先要辨明病症的虚实，然后根据"虚则当补，实则当泻"、"缓摩为补，急摩为泻"的原则施行补法或泻法。一般认为："轻揉为补，重揉为泻"；"顺经为补，逆经为泻"；"一补一泻谓之和"。一般以"阴经多补少泻，阳经多泻少补"为原则。所谓"顺经为补，逆经为泻"，例如足太阳膀胱经的循行方向是由头走向足，掐按足三里时向足的方向使劲是为补法，反之，则为泻法。

2. 按摩的基本治法

（1）温法

温法是指使用摩擦、擦揉、推压等手法，用缓慢而柔和的节律性动作，应用于虚寒症的一种治法。温法适用于每个穴位的按摩，但时间要长，使被按摩者有温热感，使之产生热能，渗透组织深部，温经散寒，具有扶助正气、温补肾阳、散寒止痛的作用，故有"寒者温之"、"损者温之"的说法，如按、摩、揉气海和关元，摩擦肾俞、命门等。

(2) 补法

补法是指使用轻柔动作按摩穴位，达到补气血津液不足，调节脏腑功能衰弱的目的。如在腹部（重点在中脘、气海、关元等穴）按顺时针方向使用推、滚、揉、摩等手法，按摩较长时间；按法、擦法在背部膀胱经进行，对于功能衰弱、体质虚弱者，可以达到"补虚祛邪"的目的。

(3) 通法

通法是一种消除病邪塞滞的治法，讲求刚柔兼施，轻重适宜。常用推、拿、搓法于四肢，拿通肩井，具有通经络、行气血之功能。

(4) 泻法

泻法是指攻逐结滞的一种治法。一般用于下焦实症引起的下腹胀满、食积火盛、二便不通等症。手法由慢逐渐加快，手法刺激稍轻，以挤压类与摩擦类较多。如食积便秘，可推摩神阙、天枢两穴，再揉长强，以达到泻实的目的。

(5) 汗法

汗法是一种开泻腠理、祛除表邪的治法。它用按摩手法，使被按摩者发汗，病邪从表而解，适用于风寒或风热之邪。对于风寒外感，应以先轻后重的拿法强刺激，对于风热外感，应以轻拿法，柔和轻快，多用挤压类和摆动类手法中的拿法，或用推、按法。如推、拿风池和风府能疏风散邪，按、揉大椎，能发散热邪。

(6) 和法

和法是调和气血、调整阴阳的一种主要治疗方法，和解半表半里之邪。凡邪在半表半里者宜用之。手法应平稳而柔和，以振动类和摩擦类居多，主要通过和气血、和脾胃、疏肝理气这三个方面以达到气血调和、表里疏通、阴阳平衡的目的。和气血方法在四肢及背部滚、推、按、揉、搓或轻拿法在肩井部位；和脾胃可在章门、上脘、中脘等穴位上，进行推、摩、揉。

(7) 散法

散法是用按摩手法疏散积滞的一种治疗方法，有"结者散之"、"摩而散之"的说法，用轻快柔和的手法，如推、摩、搓等手法在按摩部位操作，以达到消瘀散结的目的。如气郁胀满，用推、摩有形积聚，无论有形或无形积滞，皆可达到散结的目的。

(8) 清法

清法是一种用以清热除烦的手法。一般以摩擦类手法为主，适用于清热。气血实热者重推督脉，气血虚热者轻擦腰部；血分实热者重推膀胱经，表虚热者轻推膀胱经。

二、配穴原则与施治顺序

按摩疗法是通过一定的手法和施治顺序，作用于适当的穴位或部位上来完成的。选取穴位与施治顺序是否适当，直接影响按摩效果，所以，按摩选穴与施治要按配穴原则和施治顺序循规而行。

1. 配穴原则

（1）就近取穴

所谓就近取穴是指在病痛的局部和邻近部位取穴。多用于器官、经脉、经筋、四肢关节等部位的病痛。如眼部疾病取睛明、风池；膝痛取膝眼、阳陵泉；头痛取太阳、百会；面瘫取牵正、颧髎等。

（2）远道取穴

所谓远道取穴是指在离患处较远的部位，根据脏腑经络学说取穴。此取穴原则多用于肘膝以下的穴位。如胸部疾病取内关穴；腰背疾病取委中、承山等穴；眩晕、头痛取涌泉；久泻脱肛取百会等。

（3）远近取穴

所谓远近取穴是指在病痛部位取穴与远离病变部位取穴相配合的取穴原则。如胃部疾病取中脘、梁门穴配足三里、公孙穴；头部疾病取百会、头维穴配列缺、合谷穴等。

（4）原络取穴

所谓原络取穴是表里取穴的范围，指根据病症所涉及到的经脉，取本经的原穴与其表里经的络穴。如心脏疾病可取心经原穴神门，表里小肠经之络穴支正。

(5) 俞募取穴

所谓俞募取穴指根据病症所涉及的脏腑，取其本脏、本腑的俞穴和募穴相配。如胃病取胃俞配中脘；肝疾取肝俞配期门等。

(6) 辨证取穴

所谓辨证取穴是指根据四诊八纲辨证的结果而据证取穴。如眩晕病出现视物模糊、耳鸣心烦、舌红面赤，则属阴虚阳亢，宜取滋肾平肝潜阳之太溪、三阴交以滋阴，取太冲、涌泉、风池等以平肝潜阳。

(7) 八会穴取穴

八会穴取穴是指根据病症属脏、腑、筋、骨、髓、血、脉中的哪一方面，在与其相应的穴位上进行手法治疗。如筋病取筋之会穴阳陵泉，气疾取气之会穴膻中等。

(8) 八脉交会穴取穴

八脉交会穴取穴是指根据病变所涉及的奇经八脉中某一经的分布区，选择相应的八脉交会穴。如心腹及上腹部疾病常取公孙、内关两穴；眼、耳部疾病常取外关与足临泣相配等。

(9) 子午流注取穴

所谓子午流注取穴是指按"子午流注"学说，逐日按时取穴；或根据所需经脉，按流注时辰，定时推拿的一种取穴原则。例如，寅时治疗肺经疾病；午时治疗心经疾病等。

(10) 子母取穴

所谓子母取穴，又称五行取穴法，指按五行学说及病症的属经和虚实情况，根据虚则补其母、实则泻其子的原则，取本经或表里经的子穴或母穴的取穴方法。如胃实症，胃属土，土生金，取金穴为子穴，取其本经子穴厉兑和表里脾经子穴商丘相配。

2. 施治顺序

按摩疗法必须遵循先后顺序，依次进行，不可逆经络、血脉运行方向而施治。《灵枢·五色》载："病先于内者，先治其阴，后治其阳，反者益甚；其病生于阳者，先治其外，后治其内，反者益甚。"全身按摩一定要遵循：头部→胸部→腹部→背、腰、骶部→四肢（先手后足）的顺序，依次进行。而一般的保健按摩，则应按先上后下，先阴后阳的顺序进行。

三、按摩体位与手法要领

在实际的按摩过程中，根据按摩施治顺序和手法的需要，要采取与之相适应的体位或姿势与手法要领。体位或姿势与手法要领是否恰当，在很大程度上也影响着按摩疗法的疗效。

1. 按摩体位

（1）按摩者的体位

正确的体位、步态、姿势有利于按摩者的发力和持久操作。按摩时，按摩者常采用站立位，可站在患者的体侧、体后。这种体位可使按摩者身体进退自如、转侧灵活。同时按摩者要含胸拔背，不要挺胸凸肚；要注意到手和身体的相应移动，不要只移动手而不移动身体；要全神贯注，不要左顾右盼，心不在焉。在操作过程中始终保持身体各部位动作的协调一致，这是按摩者的一项基本功。

（2）被按摩者的体位

被按摩者所采用的体位一般有卧位和坐位，立位很少用。在卧位和坐位中，又可分为以下几种体位。

1）卧位。被按摩者头下垫枕，仰面而卧，下肢平伸或屈曲，上肢自然置于两侧，肌肉放松，呼吸自然。按摩者在颜面、胸腹及四肢前侧进行手法治疗时，被按摩者常采用此体位。

2）俯卧位。被按摩者躯体前面着床，头下垫枕，面部转向健侧或向下，上肢放于躯干两侧或屈肘置于头两侧，肌肉放松，呼吸自然。按摩者在肩、背、腰、臀及下肢后侧施手法时，被按摩者常采用此体位。

3）侧卧位。被按摩者身体侧面着床，根据治疗需要，将两肢屈曲，或一伸一屈。按摩者在臀部及下肢外侧治疗时，被按摩者常采用此体位。

4）端坐位。被按摩者端坐，两足分开与肩同宽，肌肉放松，呼吸自然。被按摩者所坐凳子的高度，应根据运用的具体手法而有所不同。按摩者在头颈、上肢及胸部、背部治疗时，被按摩者常采用此体位。

5）伏坐位。被按摩者坐姿类似伏案，上身前屈，做屈肘状，前臂支撑于膝上或前方固定物上，肩部肌肉放松，呼吸自然。按摩者在颈、肩部做某些手法时，被按摩者常采用此体位。

2. 按摩手法要领

（1）由近及远

所谓由近及远，就是以心脏为中心，离心脏近的部位为近端，离心脏远的部位为远端。例如大腿和小腿，大腿离心脏部位较小腿离心脏近，那么大腿即为近端，小腿为远端。按摩一般是从近端到远端进行操作，如从大腿到小腿，从上肢肩臂到肘腕部等。因为动脉血是由心脏流向远端，如此按摩，既顺应动脉血的流动，也顺应神经的走向，加速血液的运行，改善组织的供氧，有利于舒展筋脉，起到舒筋活络的作用。

（2）由轻到重

我们知道按摩需要用力，但用力要适当，并非力越大越好，要结合身体的情况采用先轻后重的按摩法。轻手法能调节脏腑功能，重手法能舒通经络。若手法太重则适得其反，因为若局部出现疼痛，必然会使被按摩者情绪紧张，肌肉收缩，导致局部的血流不畅，达不到预期的效果。一般来说，初次按摩手法宜轻，按摩刚开始时宜轻，重复按摩手法时可稍重，当身体已适应按摩手法可稍重。在家庭按摩中，一般多采用轻柔手法，但手法要稳而灵活，用力要缓和，轻而不浮，重而不滞。就是说，"轻"不能在皮肤上飘动，无"渗透"作用；"重"不能在局部深按，否则易发生淤血，不要用蛮劲和突发暴力，这样易导致新的血流不畅。

(3) 由弱到强

由弱到强是指在按摩刚开始时采用弱刺激。特别是老年人多患有骨质疏松症，骨质脆，宜先采用弱的刺激手法，如摩法、摸法、抹法、揉法，让被按摩者先有一个适应过程，无论是自我按摩或被按摩均应如此。若按摩者采用强刺激时，如按法、拿法、捏法、击法，应经常询问被按摩者，以求达到既能接受治疗又不致损伤身体的目的。一般在按摩大腿等肌肉丰满的部位时，可采用稍强刺激手法；若身体瘦弱、肌肉少的部位，则需用弱的刺激，如小腿部不应用强刺激。手法力量强弱还需结合被按摩者的体质、病情、部位等不同情况来确定。若手法力量不及或太过都会影响疗效。在家庭按摩中，按摩者可能达不到一定的力量，可适当改变手法技巧，如点按法一般多用拇指，还可借助一些按摩工具，以弥补力量的不足。

(4) 从上到下

从上到下主要对四肢部位而言，因为从上到下进行按摩更方便。人体的四肢是大腿或上臂较小腿和前臂肌肉要丰富，即使力量较大些，患者一般也不会感到太疼痛。而小腿或前臂肌肉少，当按摩这些部位时，易出现疼痛。若肢体肌肉疼挛，呈条索状，从上到下有利于粘连松解；再就是人的重心在躯体，当用力时，不会使被按摩者肢体晃动。

(5) 由慢到快

由慢到快主要是指按摩频率。刚开始频率宜慢，随后可逐渐加快；初次按摩宜用慢频率，反复按摩时可加快。施用擦法，先用慢频率让身体有一适应过程，特别是从未进行过按摩者，频率慢可以消除被按摩者的紧张心理，也使肌肉放松，情绪稳定。待身体已经适应按摩后，可以用稍快的频率，直至快频率，由此更能发挥治疗作用。一般而言，家庭按摩中对老年人多用慢频率。

(6) 由表及里

由表及里是指按摩时力量要求能由表层渗透到里面，不要在皮肤上飘动，更不要将皮肤擦伤。手法忌虚浮于表、力不达里，手下之力量应通过体表深入肌肉、筋骨、脏腑，使被按摩者有沉实之感。要达到深层时，一般实施过程中要具有一段时间的持续力量，有些特定的穴位、部位，需连续刺激才能表现出效果，所以由表及里，既有技巧问题也有时间的保证。

(7) 由内向外

这里所述内外，是以身体中线为内，余为外，例如以胸部而言，胸骨为内，胸骨两侧相对为外。岔气、胸胁屏伤者，出现胸痛，不能深呼吸，甚则不能大声讲话。此时按摩须先揉按胸部并逐渐延至外侧；使用推法、擦法时，假如按摩者站在被按摩者左边，则须从胸骨部向被按摩者右边外下方按摩。切忌向内按摩，否则会加重胸闷。

(8) 动作连贯

要求手法能连续、持久、均匀，并要有一定的力度，切不可忽轻忽重，忽上忽下，忽左忽右。动作要有节律性，速度、力度要有节奏感，例如拍法可拍一下后紧接着两次连拍，中间稍停1秒，再重复前面的拍法，这样听起来感觉舒缓而非噪声。

四、按摩常用手法

按摩手法是至关重要的。手法运用得好坏,直接影响到效果。运用得当,能收到理想的效果;相反,则劳而无效,甚至贻误治疗。按摩常用手法主要有28种。

1. 推法

用手掌或手指或肘部附着于一定部位上,向下、向外或向前推挤肌肉,叫做推法。如图2-1所示。

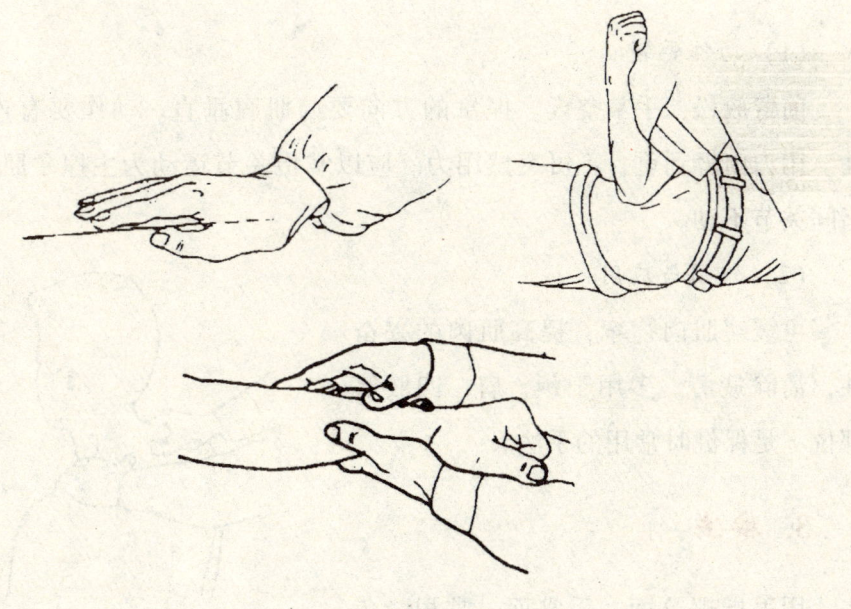

图2-1 推法

(1) 动作要领

着力部位要紧贴皮肤，压力适中，做到轻而不浮，重而不滞。推时应手指在前，掌根在后，顺循经络走行方向及血液运行方向推动，速度要均匀。

(2) 作用与应用

推法可通经活络，治疗经络闭阻引起的症状，如恶心、呕吐、咳嗽、腹胀；还可促进静脉血液回流，治疗静脉曲张；化瘀消肿，治疗损伤引起的瘀血肿痛。

2. 拿法

将拇指与其余四指对合呈钳形，施以夹力，以掌指关节的屈伸运动所产生的力，持续而有节律地提拿治疗部位，称为拿法。如图2-2所示。

(1) 动作要领

前臂放松，手掌空虚。捏拿的方向要与肌腹垂直。动作要有连贯性。用力由轻到重，不可突然用力。应以掌指关节运动为主捏拿肌腹，指间关节不动。

(2) 作用与应用

可缓解肌肉痉挛，提高肌肉的兴奋性，消除疲劳。多用于颈、肩、四肢等部位，是保健时常用的手法。

3. 按法

用手指螺纹面、手掌面、掌根、鱼际，或掌面相对、手掌重叠和屈肘等，

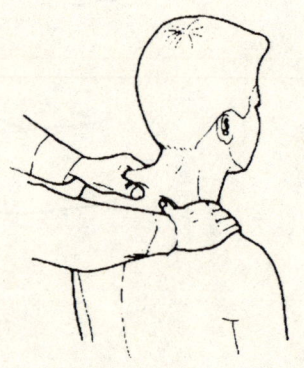

图2-2 拿法

在患者身体的有关部位或压痛点，均匀地来回直线形或圆形有节奏的一起一落的手法，叫做按法。如图 2-3 所示。

(1) 动作要领

施用按法应逐渐用力。按背部时，应随患者呼气向下按压。按动脉处时，应感觉到动脉转动，按压 30 秒或更长，然后将拇指，掌足抬起。

(2) 作用与应用

能通郁闭、助消化，消肿止痛，平衡阴阳。

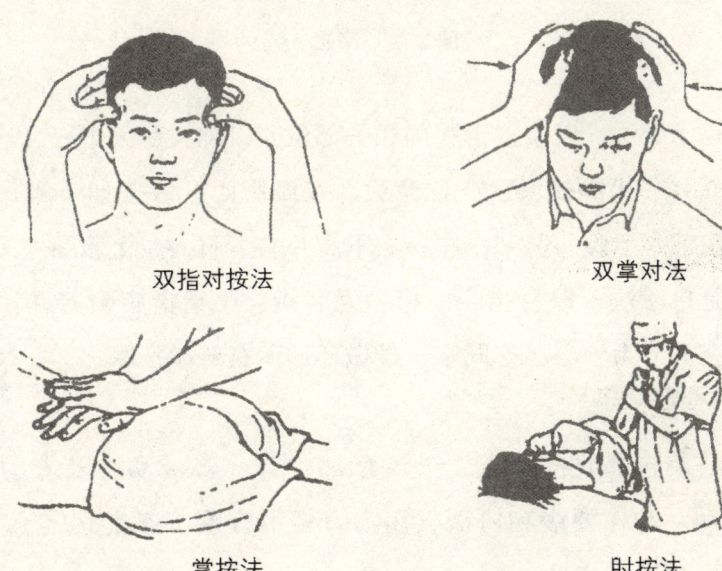

双指对按法　　　　　　　　　双掌对法

掌按法　　　　　　　　　肘按法

图 2-3　按法

4. 摩法

以手指或掌贴附于体表按摩部位，有节律地做直线或环行摩擦的手法，称摩法。如图 2-4 所示。摩法有两种：

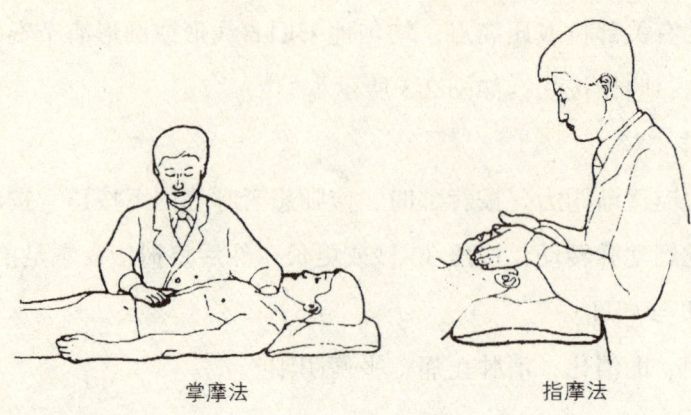

掌摩法　　　　　　　　指摩法

图2-4　摩法

一是掌摩法。以掌置于腹部相关部位，以腕关节为中心，连同前臂做环形而有节律的抚摩，亦称摩腹。在摩腹时，常按如下顺序进行摩腹：胃脘部→上腹→脐→小腹→右下腹→右上腹→左上腹→左下腹。

二是指摩法。以食指、中指、无名指、小指指腹附着在治疗部位上，以腕关节为中心，连同掌、指做环形而有节律抚摩。

（1）动作要领

上肢及腕掌放松，轻放于治疗部位，前臂带动腕及着力部位做环旋活动。动作要缓和协调，用力宜轻不宜重，速度宜缓不宜急。

（2）作用与应用

掌摩法主要用于腹部，能调理胃肠功能，预防术后肠粘连。若顺时针作用于腹部有通腹作用；若逆时针作用于腹部有涩肠作用。指摩法主要用于颜面、眼周及某些穴位，可用于治疗眼部疾病；也可用于美容、保健。指摩法作用不同穴位有不同的治疗作用，如摩膻中穴，可宽胸理气，治疗胸闷、气喘、心悸等症。

5. 点法

用指端或屈曲的指关节突起部分着力，点压在一定部位称为点法。

如图 2-5 所示。点法有三种：

一是拇指指端点法。手握空拳，拇指伸直并紧靠于食指中节，用拇指端点压一定部位。

二是屈拇指点法。拇指屈曲，用拇指指间关节桡侧点压一定部位。操作时可用拇指端抵在食指中节外缘以助力。

三是屈食指点法。食指屈曲，其他手指相握，用食指第一指间关节突起部分点压一定部位。操作时可用拇指末节内侧缘紧压食指指甲部以助力。

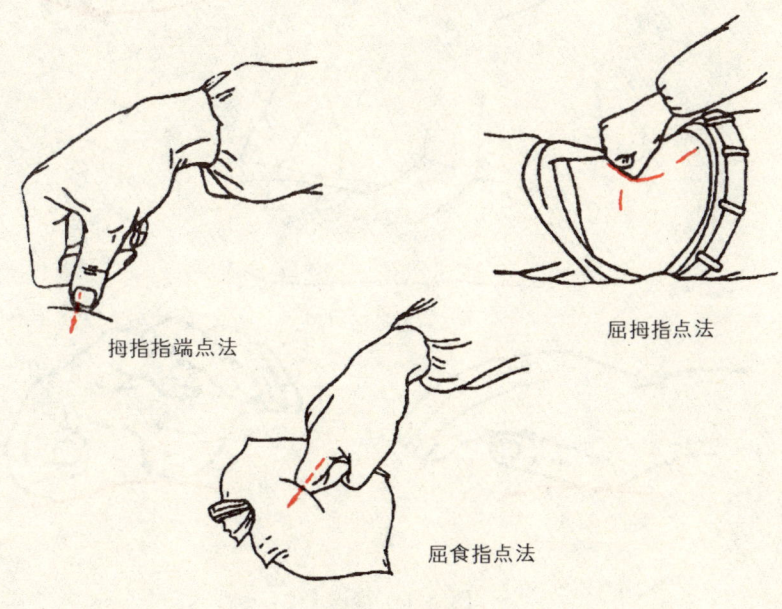

拇指指端点法　　屈拇指点法

屈食指点法

图 2-5　点法

（1）操作要领

点法由按摩法演化而来，具有着力点小、刺激强、操作省力、着力深透的特点，其动作要领参见按法。

（2）作用与应用

具有开通闭塞、活血止痛、解除痉挛、调整脏腑的功能，适用于全身各部位及穴位。

6. 揉法

用指、掌或前臂附着于一定部位，做轻柔缓和的环旋运动，并带动该处的皮下组织，称为揉法。如图2-6所示。

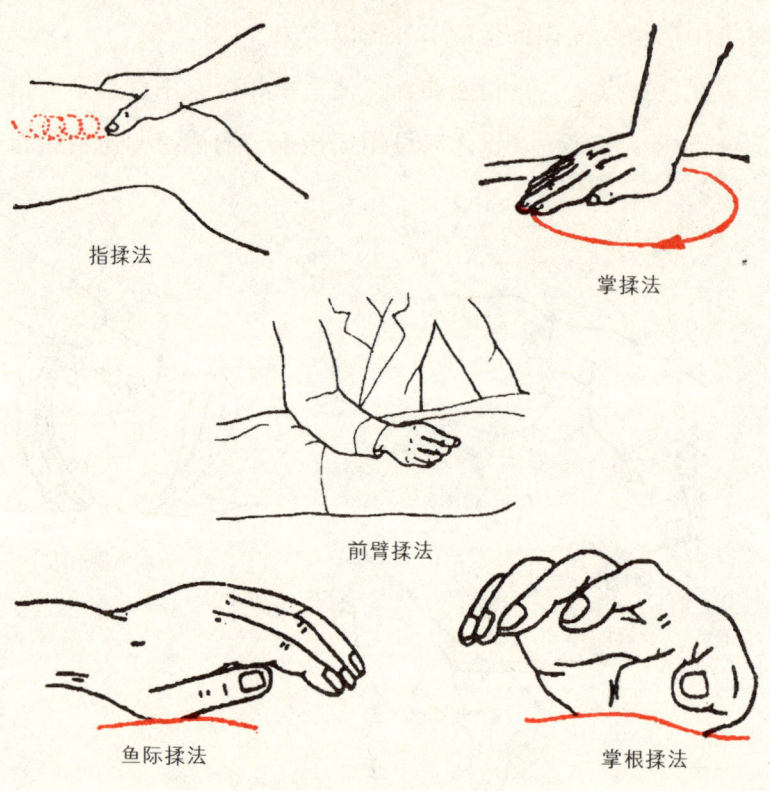

图2-6 揉法

揉法可以分为以下六种：

一是指揉法。用指端着力于治疗部位，做轻柔缓和的环旋活动。

二是掌揉法。用掌着力于治疗部位，做轻柔缓和的环旋活动。

三是鱼际揉法。用大鱼际或小鱼际着力于治疗部位，做轻柔缓和的环旋活动。

四是掌根揉法。用掌根着力于治疗部位，做轻柔缓和的环旋活动；

亦可双掌重叠，以掌根着力于治疗部位，左右方向地用力按揉。

五是前臂揉法。用前臂的尺侧着力于治疗部位，用力做环旋揉动或左右揉动。

六是肘揉法。用尺骨鹰嘴着力于治疗部位，用力做环旋反攻、揉动或左右揉动。

(1) 动作要领

应以肢体的近端带动远端做小幅度的环旋揉动，如用前臂带动腕、掌做掌揉法。着力部位要附着于治疗部位，并带动深层组织。压力要均匀，动作要协调且有节律。揉动的幅度要适中，不宜过大或过小。

(2) 作用与应用

揉法是缓解肌肉痉挛、消除疲劳的重要手法，也可以缓解损伤部位的疼痛，作用于腹部有调理胃肠功能的作用。指揉法主要用于穴位；掌揉法主要用于腰背、腹部；鱼际揉法多用于头面部；掌根揉法、前臂揉法、肘揉法主要用于腰骶部。

7. 搓法

用双手掌面夹住肢体，相对用力、做快速的来回搓揉动作，并同时上下往返移动，称为搓法。如图 2-7 所示。

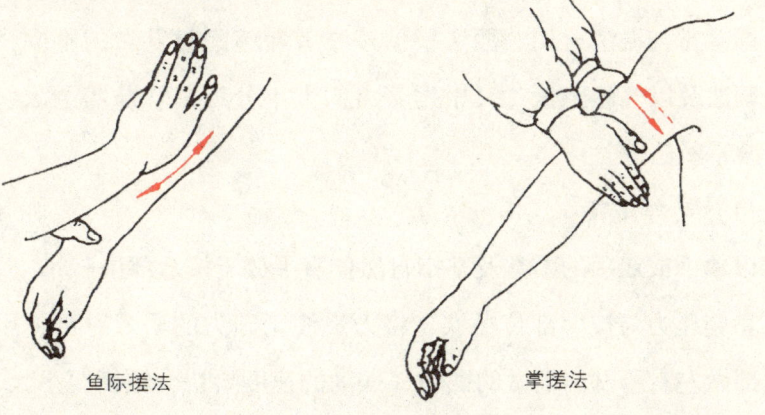

鱼际搓法　　　　　　掌搓法

图 2-7　搓法

搓法有指搓、鱼际搓、掌搓之分，手法大同小异，多随部位选用。指搓多用于较小的部位，如指、趾等；鱼际搓多用于四肢远端肌肉；掌搓多用于面积较大部位，如腰背、胸腹、肩背部及两胁与四肢近端部等。

（1）动作要领

双手用力对称而均匀，搓动要快，移动要慢。顺序由上而下或由下而上施搓。速度要从慢到快，再由快转慢。用力要深沉，动作要轻快、协调。

（2）作用与应用

搓法有通经活络、活血止痛、调和气血、舒理肌筋、祛风散寒、解痉止痛等作用，可用于治疗腰腿痛、肩背痛、颈椎病、肢体麻木等病症。

8. 颤法

以手掌或掌指自然伸直着力于施术部位，用腕部做急剧而细微的撮动，称为颤法。如图2-8所示。

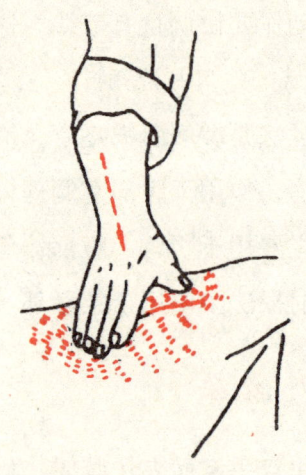

图2-8　颤法

颤法常与振法合用。颤法根据按摩者在施颤时发力的不同，分为以力施颤法及以气施颤法；又根据着力的大小分为单掌贴实颤法、虚掌颤法、叠掌颤法等。

（1）动作要领

以单手或双手的手掌及掌指自然伸直平放于按摩部位。稍施压力与按摩部位贴实，将力贯注于施力的手及臂部，用腕力连同臂部做左右急剧而细微的摆动（摆动的速度要快，幅度要小），摆而滞为颤。以腕的自然而有节奏的颤摆使按摩部位产生温热、颤动、舒适、松弛的感觉。

（2）作用与应用

理气活血，消除郁闷，除积导滞，解除粘连，松弛肌筋，开导放松。

9. 拍法

手指自然并拢，掌指关节处微屈曲，用手腕部摆动，带动虚掌着力于施术部位，平稳而有节奏地反复拍打的手法，称拍法。如图2-9所示。

拍法有四指拍法、指背拍法、五指散拍法、虚掌拍法等。

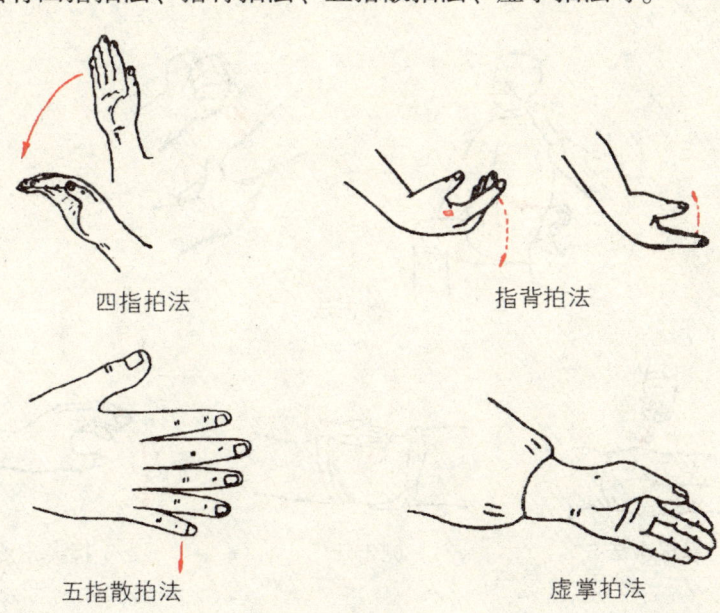

四指拍法　　　　　　指背拍法

五指散拍法　　　　　　虚掌拍法

图2-9　拍法

（1）动作要领

手法动作要平稳，操作时手部要同时接触施术部位的皮肤，使拍打声音清脆，而无疼痛感。拍打时腕关节要放松，动作要协调，均匀用力，手法要灵活而有弹性，顺序而有节奏地双手交替进行，亦可单手操作。

(2) 作用与应用

调和气血，营养经络，发散邪气，解痉止痛，消除疲劳。

10. 击法

用拳背、掌根、掌侧小鱼际、指尖或桑枝棒击打体表一定部位或穴位，达到治疗和保健目的的手法，称击法。如图2-10所示。

击法是按摩手法中用力较重的一种手法，又可分为拳击法、掌击法、侧击法、指尖击法、棒击法等。

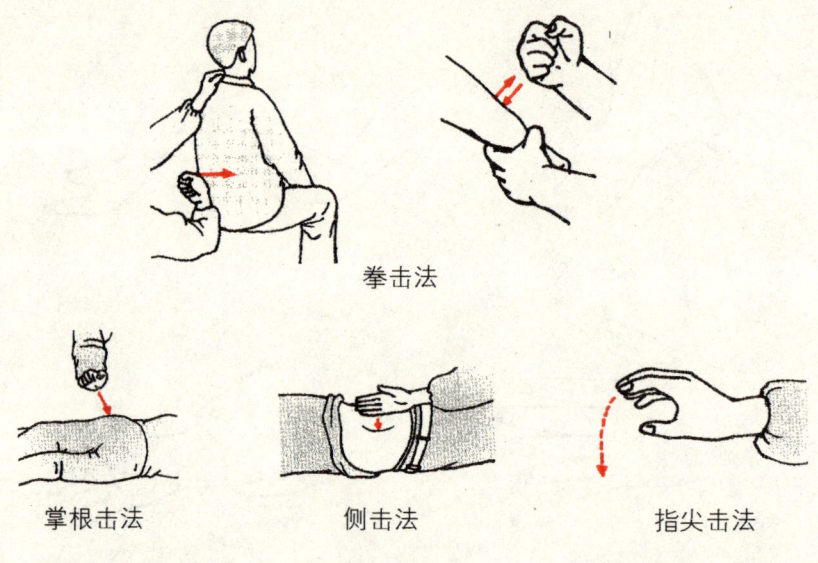

图2-10　击法

(1) 动作要领

用力快速而短暂，刚中有柔，速度均匀而有节奏，击打时不能有拖、抽动作，用力大小应视该部位肌肉是否丰满及体质强弱而定。年老体弱者及儿童禁用此法。有精神病及心脏病者慎用此法。

(2) 作用与应用

疏通经络，调和气血，祛风散寒，活血化瘀，开胸顺气，解痉止痛,健身益智,安神醒脑,消除疲劳。

11. 叩法

两手半握拳呈空拳,以腕部屈伸带动手部,用掌根及指端着力,双手交替叩施术部位,或以两手空拳的小指及小鱼际的尺侧叩击施术部位,或者以双手掌相合,掌心相对,五指略分开,用手部的指及掌的尺侧叩击施术部位,称为叩法。如图2-11所示。

叩法较击法力量为轻,轻击为叩,是一种辅助手法。

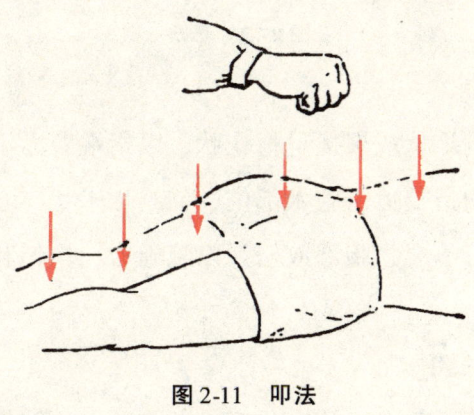

图2-11 叩法

(1) 动作要领

手法持续有序,手腕灵巧,动作轻快而富有弹性,用力均匀而柔缓。手法熟练时叩击可发出有节奏的"啪、啪"声响。

(2) 作用与应用

通经活络,祛风散寒,舒松筋脉,营养肌肤,安神定智,消除疲劳。可用于头、背、腰、臀及四肢部。

12. 啄法

手指自然屈曲,以腕屈伸撮动带动指端着力,垂直于施术部位体表,呈鸡啄米状的手法称啄法。如图2-12所示。

啄法分背部啄法与头部啄法等。

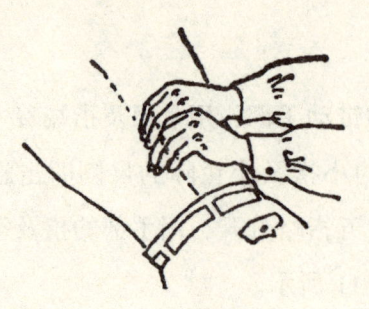 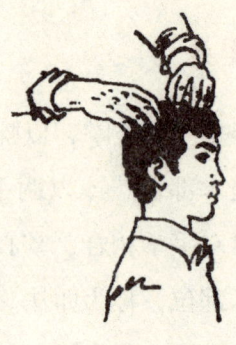

背部啄法　　　　　　　头部啄法

图 2-12　啄法

(1) 动作要领

五指微屈曲呈爪状或聚拢呈梅花状，以指端着力。用腕部上下自然屈伸的摆动，带动指端啄击施术部位，如鸡啄米状，双手交替进行。手法要轻快灵活而有节奏，腕部放松，以腕施力，均匀和缓，手指垂直于体表。

(2) 作用与应用

安神醒脑，疏通气血，活血化瘀，开胸顺气，解痉止痛。轻啄法起抑制神经作用，重啄法起兴奋神经的作用。主要用于头部、胸部、背部。

13. 捏法

用拇指和其他手指在一定部位做对称性的挤压，称为捏法。如图 2-13 所示。用拇指和食指、中指操作，称三指捏法；用拇指和其余四指操作，称五指捏法。

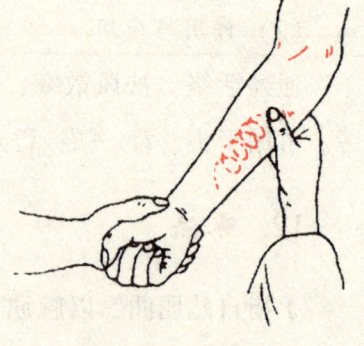

图 2-13　三指捏法

(1) 动作要领

用拇指和食指、中指指面，或用拇指和其余四指夹住肢体或肌肤，做相对用力挤压，随即放松，再用力挤压，并循序移动。动作要连贯而有节奏性，用力要均匀而柔和，不可用指甲掐压皮肤。移动应按经络、穴位或肌肉外形轮廓循序进行。

(2) 作用与应用

舒筋通络，行气活血，调理脾胃，常用于头面、腰背、胸胁及四肢部位。

14. 掐法

以指端（多以拇指端）甲缘重按穴位而不刺破皮肤的方法称掐法。如图 2-14 所示。

掐法有双手掐法和单手掐法之分。

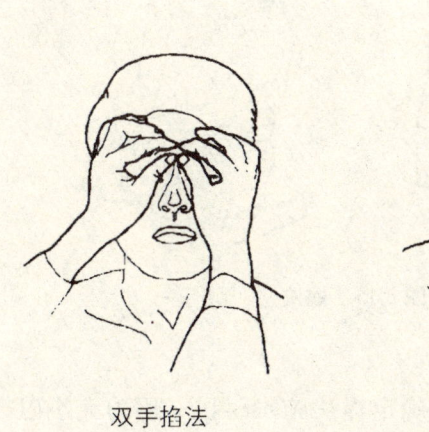
双手掐法
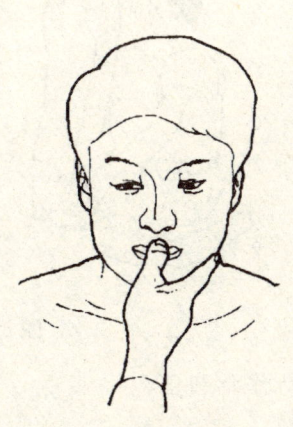
单手掐法

图 2-14 掐法

(1) 动作要领

以单手或双手拇指指端甲缘，着力于体表的施术部位或穴位上长按而掐之。掐时手指垂直用力按压，用力由轻到重，不能抠动，以免掐破皮肤。掐后常继以按揉，以缓和刺激，减轻局部疼痛感。掐法次数一般掌握在五六次，不宜反复长时间应用。掐法为重刺激手法，取穴要准。掐时以患者有酸、麻、胀、痛感觉为宜。

（2）作用与应用

开窍醒神，回阳救逆，祛风散寒，兴奋神经，温通经络。

15. 提法

双手对按而向上提或双手按于按摩部位，以寸劲儿向上提或垂手拿起的手法，称为提法。如图 2-15 所示。提法分为顿提法、端提法和空提法三种。

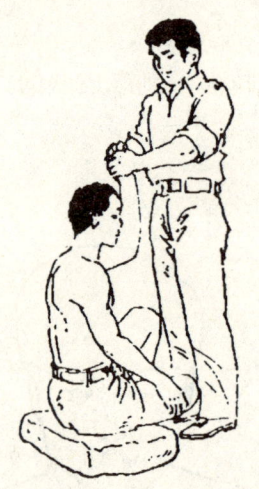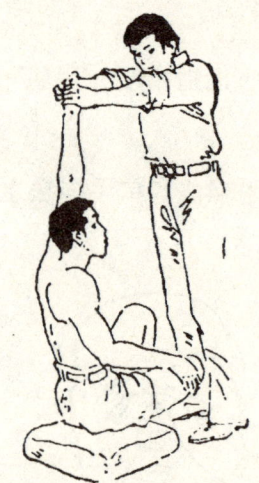

图 2-15 提法

（1）动作要领

按摩时应根据呼吸节律，确定提法施术时机。用力大小以能耐受为度，避免暴力，空提操作要巧而快。对骨折者忌用此法。对有心脏病、风湿性关节炎、年老体弱或老伤患者，要慢慢向上引提，按摩后也应慢慢放下，否则均可引起剧痛。对孕妇不宜用此手法。

（2）作用与应用

补肾气，强腰脊，调和气血阴阳，顺理肌筋。提法是伤科治疗八法之一。提法常作为拿法、捏法过程中的一种加大刺激强度的手法。

16. 压法

用单手或两手的手指或手掌或肘部着力于按摩部位,压而抑之,称压法。如图 2-16 所示。

(1) 动作要领

压法用力方向应垂直于按摩部位,用力由轻到重,缓慢加压。不可突发暴力。加压用力时,指力则腕动,掌力则臂动,力宜深沉。如以肘部进行压法,力量大,刺激较强。操作时,应做间歇按压,不能持续用力,力度以能耐受为度。缓慢地着力,深压而抑之,压而不动,提则轻缓,一起一伏。

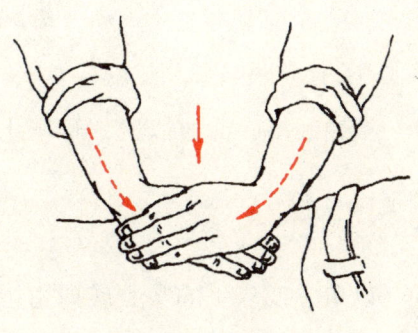

图 2-16　压法

(2) 作用与应用

舒肝通络,解痉止痛。

17. 抚法

手部自然伸直,用手掌或指腹着力于施术部位,轻而滑地往返移摩的方法,称为抚法。如图 2-17 所示。

抚法是按摩手法中摩擦类手法中用力最轻的按摩手法之一,常与摩、擦法配合使用。

(1) 动作要领

沉肩、垂肘、悬腕,轻而不浮,重而不滞,以使局部感到温和而舒适。

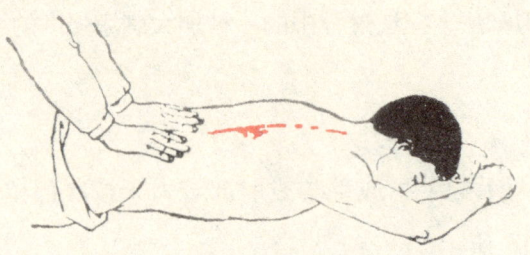

图 2-17 抚法

（2）作用与应用

温通经络，活血散瘀，解痉止痛，镇静安神。

18. 抹法

以单手或双手的掌心或拇指指腹，着力于施术部位，做左右或上下往返移动的方法，称抹法。如图 2-18 所示。

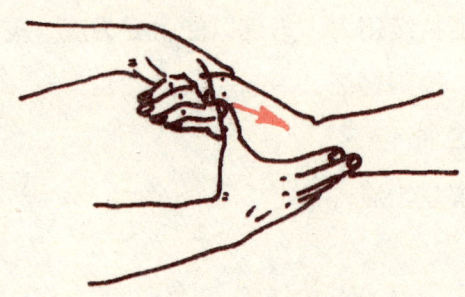

图 2-18 抹法

（1）动作要领

手法动作要连续不断，缓和，灵活，轻而不浮，重而不滞。防止抹破皮肤。

（2）作用与应用

抹法所按摩的部位与穴位不同，其作用亦不同：抹印堂、前额、膀胱经（项部）均有疏风解表、活血通络之功，抹印堂和前额还有平肝降压、开窍醒脑之功；抹眼眶则能明目醒脑，宁心安神；抹人迎则能平肝降压；抹胸部宽胸理气；抹法在手部应用则有舒筋通络、行气活血的作用。

19. 捻法

用拇指罗纹面与食指桡侧缘夹住治疗部位,做上下快速揉捻,称为捻法。如图 2-19 所示。

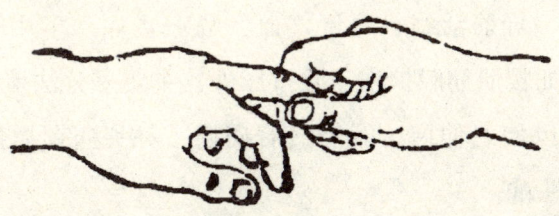

图 2-19 捻法

(1) 动作要领

捻动要快,移动要慢。捻动时以食指运动为主,拇指运动为辅,要有连贯性。

(2) 作用与应用

主要用于手指和耳部。作用于手指两侧时,有疏通皮部的作用,用于治疗手指的麻木、肿胀;作用于耳时,主要用于调养神志,可治疗头面疾病,也常用于保健。

20. 分法

用两手拇指腹或中指腹由一处分别向相反方向推抹或拨开,叫分法。如图 2-20 所示。

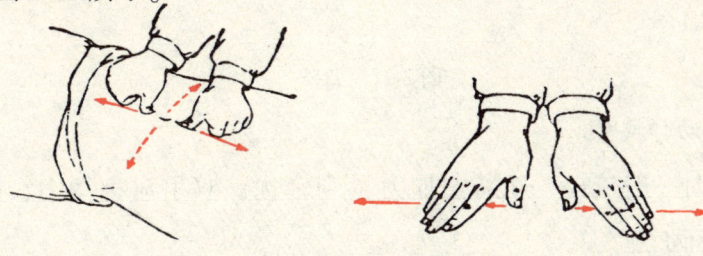

图 2-20 分法

(1) 动作要领

动作要连贯、平缓。用力要稳沉,不浮,不滞。双手用力对称为宜。

(2) 作用与应用

散滞除瘀、舒筋活络、通调气血、解痉止痛。多用于脐腹部、腰部、头额部。如腰肌筋膜挫伤,除按压外,主要靠分法缓解;痉挛性肠套叠用分法可以使之伸展。能治气滞疝痛,对头痛锁眉症状用分法治之,也能解除头痛。

21. 合法

两手掌向一起合拢,叫合法。如图2-21所示。

合法多用于脐腹,从上下或左右合向脐部。合法与分法相对,在运用时往往分、合二法相配,分法为泻,合法为补。根据患者体质的虚、实情况具体掌握,或多补少泻,或多泻少补。一般次序多是先泻后补,泻少补多。

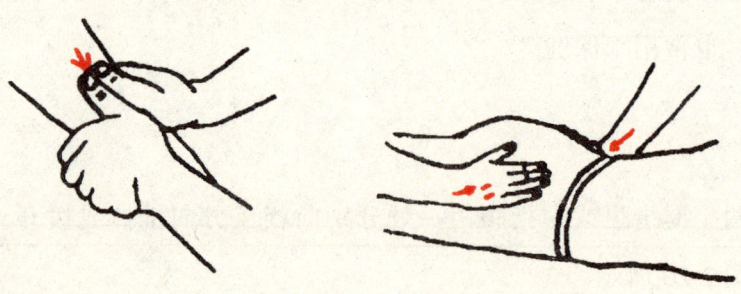

图2-21 合法

(1) 动作要领

起手时一般较轻。逐渐增加力量到合拢,双手对称用力,同时运动,合归而汇拢。

(2) 作用与应用

补中气，益肾气，助消化，温脐腹，除寒痛。合法从脐之上下或左右合向脐穴，能驱寒邪，温补中气，补肾气，脐腹部是小肠所在，合法按摩小肠，可助其消化。

22. 抖法

用双手或单手扼住患者肢体远端，微微用力牵拉，以使患者肢体伸直，然后做小幅度快速的上下连续颤动，使关节有松动感，称为抖法。如图2-22所示。

抖法有上肢抖法和下肢抖法之分。

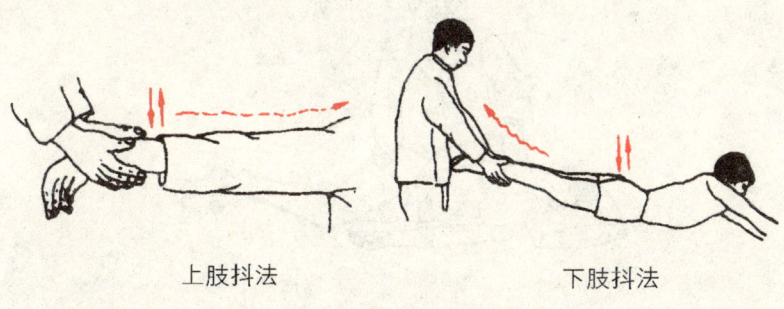

上肢抖法　　　　　　下肢抖法

图2-22　抖法

(1) 动作要领

被按摩者坐位，肩臂放松。按摩者站在其前外侧，双手握住患肢腕部将患肢抬起60°左右。然后做连续的小幅度的上下抖动，频率每分钟250次左右。以上为抖上肢要领。被按摩者取俯卧位，下肢伸直放松。按摩者站在其足前方，双手分别握住其两踝部将其抬高30厘米左右。然后做连续的小幅度的上下抖动，频率每分钟100次左右。可两侧下肢轮流抖动。以上为抖下肢要领。

(2) 作用与应用

疏通经脉，滑利关节，解除粘连，缓解肌肉疼痛。上肢平抖法适用于治疗肩臂疼痛、肩关节功能障碍一类疾病。下肢牵抖法可作为治疗急性腰扭伤、骨质增生、腰椎间盘突出症等。

23. 扳法

用一手压住被按摩者的某部，另一手扳动别的部分，使关节旋转或伸展，达到使错斜部位复正的目的，叫扳法。如图 2-23 所示。

扳法有侧扳法和斜扳法之分。

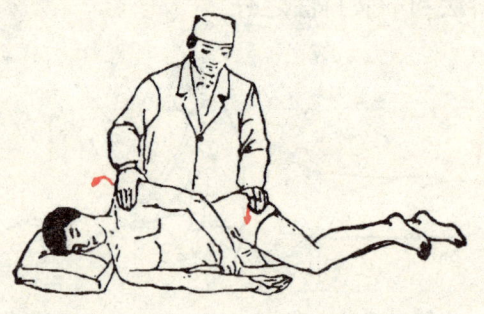

侧扳法

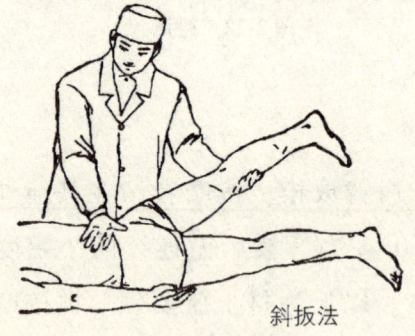

斜扳法

图 2-23　扳法

被按摩者取侧卧，痛侧在上，医生站在患者背面，用一手抵住患者肩部背面，另一手抵住髂前上棘前面，用臂部力量使肩部向前，髂前上棘向后错动。

（1）动作要领

双臂力达到最大限度后，双手再猛一用力，使腰部猛然扭转，如听到"咯咯"的响声或被按摩者突然感到轻松，即可停止。动作必须缓和，用力要稳，双手要协调配合，切忌用蛮劲或暴力。

（2）作用与应用

舒展筋脉，滑利关节，松解粘连，消除病痛，恢复对位。常用于腰部、四肢、颈部等。

24. 摇法

使关节做被动的环转运动的手法，称为摇法。如图2-24所示。

（1）动作要领

摇动时速度宜慢不宜快，以免引起被按摩者头晕。摇动的幅度不宜过大，仅在受限区域内摇动即可。

（2）作用与应用

增加颈部活动范围，主要用于治疗颈椎病、落枕。

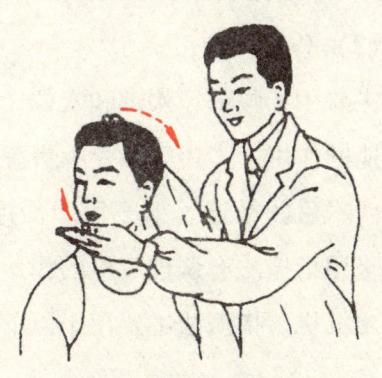

图2-24 摇法

25. 振法

以掌、指于按摩部位做上下震颤动作的手法，称为振法。如图2-25所示。振法主要有两种：

一是掌振法。以掌置于治疗部位，做连续、快速、上下颤动。掌振法作用于腹部称为振腹；作用于腰部称为颤腰。

二是指振法。以食、中指指端置于穴位，做连续、快速、上下颤动。

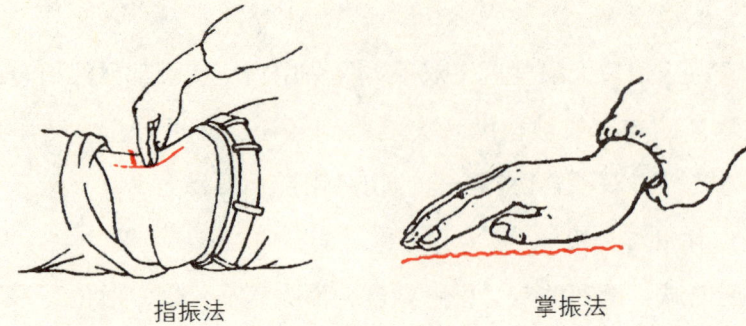

指振法　　　　　　　掌振法

图 2-25　振法

(1) 动作要领

施用振法时，着力部位应紧贴皮肤，频率要快，每分钟施振 400～600 次。应使振动由浅层至深层。

(2) 作用与应用

主要用于腹部、腰部和穴位。作用于腹部时，有通行腹气，调理胃肠功能的作用，多用于治疗脾胃虚弱引起的消化不良、肠梗阻，还可用于预防术后肠粘连。颤腰用于治疗腰椎间盘突出症。振法作用于穴位时，采用指振法有调理气机的作用，如作用于膻中，可宽胸理气，调整上焦之气机。指振法主要用于以下穴位：百会、中脘、梁门、天枢、气海等穴。

26. 滚法

用小鱼际侧部或掌指关节部附着于一定的部位上，通过腕关节的屈伸和前臂的摆动、旋转运动，使滚动产生的力持续作用于操作部位上，称为滚法。如图 2-26 所示。

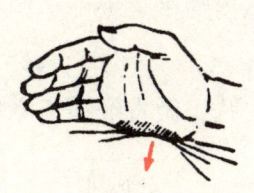 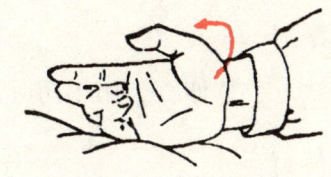

图 2-26 擦法

（1）动作要领

肩关节自然下垂，上臂与胸壁的距离保持在 5～10 厘米。肘关节屈曲至 120°～140°。手腕要放松，腕关节屈曲幅度要大，使手背滚动幅度控制在 120°左右，即当腕关节屈曲时向外滚约 80°，腕关节伸展向内滚动约 40°。小鱼际及掌背小指侧着力点，滚动时要吸附于操作部位，不可跳动、顶压或使手背拖来拖去摩擦移动。同时，还应避免手背撞击体表操作部位。滚动时手背部接触范围为手背尺侧至中指。操作时指掌均应放松，手指任其自然，不要有意分开、并拢或伸直，否则也会影响手法的柔和性。手法的压力要适量而均匀，动作要协调而有节律性，不可忽快忽慢或时轻时重。

（2）作用与应用

压力较大，接触面较广，适用于肩背、腰及四肢等肌肉丰厚部位，具有舒筋活血、缓解肌肉和韧带痉挛、增加肌筋活力、促进血液循环、消除肌肉疲劳的作用。

27. 擦法

用手掌面、大鱼际或小鱼际部分着力于一定部位上，进行直线来回摩擦，称为擦法。如图 2-27 所示。

根据着力部位不同，有掌擦法、鱼际擦法、侧擦法三种。

掌擦法。用掌面紧贴皮肤，做上下或左右方向的连续直线往返摩擦。

鱼际擦法。掌指并拢微屈成虚掌，用大鱼际及掌根部紧贴皮肤，做直线往返摩擦。

侧擦法。手掌伸直，用小鱼际部紧贴皮肤，做直线往返摩擦。

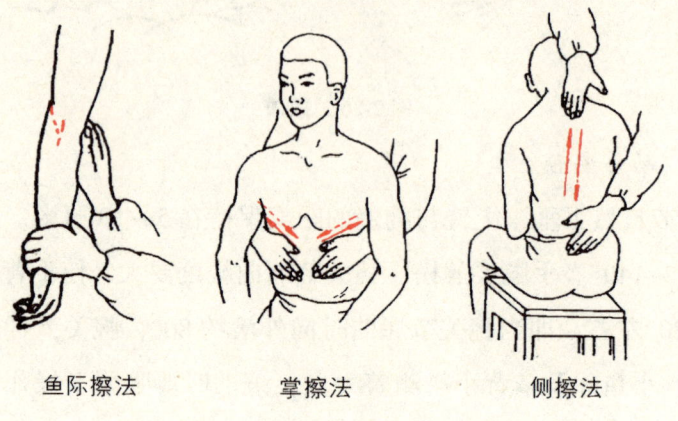

鱼际擦法　　　　掌擦法　　　　侧擦法

图 2-27　擦法

（1）动作要领

擦时不论是上下方向或左右方向，都应直线往返，不可㖞斜。往返距离应拉长。着力部分紧贴皮肤，切忌强用压力，以免擦破皮肤。用力稳，动作均匀连续。呼吸自然，不可进气。一般频率为 100～120 次/分。

（2）作用与应用

擦法摩擦力强，动作幅度大，有明显的温热感，适应于身体各个部位。其中掌擦法接触面较大，适用于肩背、胸腹等面积较大、较为平坦的部位，具有温通经络、宽胸理气、调理脾胃及扶正祛邪之功，常用以治疗咳嗽、气喘、胸闷、肩背酸痛、腹痛腹泻、脘腹胀满、体虚乏力等症。鱼际擦法接触面较掌擦法为小，适用于四肢部，尤以上肢部为佳。鱼际擦法有温经活血、消瘀止痛之功能。常用于治疗外伤红肿、疼痛剧烈、四肢伤筋、关节疼痛及屈伸不利等症。侧擦法接触面最小，擦时的温热度较上两法为高，多用于肩背、腰骶、臀及下肢部。如擦腰骶部之命门、腰俞、腰阳关、八髎等穴，可使温肾透达少腹或下肢。本法具有温经散寒、祛风活血、温肾壮阳之功,常用于治疗风湿痹痛、肢体麻木、肾阳虚衰之腰痛、阳痿、遗精等症。

28. 梳法

以手指或拳背部于施术部位往返梳动或梳搔,形如梳头,实为梳理的方法,称为梳法。如图2-28所示。

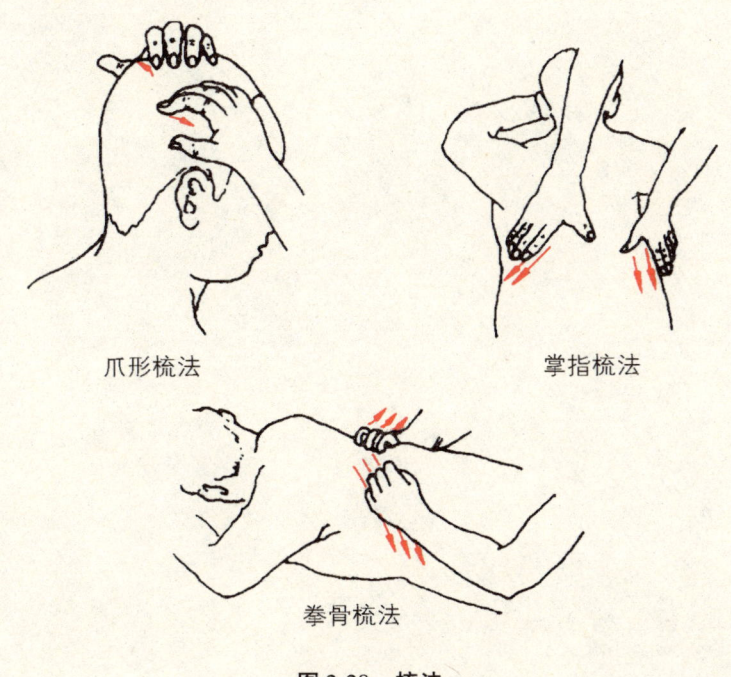

爪形梳法　　掌指梳法

拳骨梳法

图2-28　梳法

(1) 动作要领

根据作用部位及作用力不同分为爪形梳法、掌指梳法、拳骨梳法。

以指面着力,密切接触皮肤,用力深沉,沉而不滞,悬而不浮,用力持续,均匀一致,按一定顺序梳动,柔和轻巧,手不要跳动。以双手指腹,或五指自然屈曲或握空拳,以骨突部在施术部位同时或交替梳搔,往返或快速或缓慢而持续地梳动。以双手五指伸直用掌指同时着力胸背或肋间隙进行梳动。双手握拳,以骨骼突出部位着力于脊柱两旁进行梳动。

(2) 作用与应用

调和营卫，疏理肝气，解郁除烦，解表助阳，温通经络，疏散风邪，理经顺络，疏通气血。此法女性不宜应用。

五、灵活选用按摩介质

在进行按摩时，为了减少阻力而借助某些药物制成的介质（即取粉、水、油、酒剂等介质中的某一种涂在按摩者手上或被按摩者的按摩部位上）润滑肌肤以避免损伤性按摩，或者为了取得药物的协同作用，这些物质称为按摩介质。

按摩介质种类很多，概括为四类，即粉剂、油剂、水剂、酒剂。

1. 粉剂介质

（1）滑石粉

滑石粉有润滑作用，便于按摩手法的运用，又可防止按摩造成皮肤损伤，适用于四肢、背部及婴幼儿的按摩。

（2）爽身粉

爽身粉有润滑作用，并有清凉吸湿作用，夏季按摩更为适用。

（3）松花粉

松花粉有润滑吸湿作用，夏季应用尤为适宜。

（4）展筋丹

展筋丹用乳香、没药各10克，藏红花5克，麝香、冰片、樟脑各2.5克，血竭25克，共研细末而成。贮瓶备用，勿泄气。展筋丹有消肿止痛作用，所以多在创伤疾病时作为按摩介质，是按摩者手蘸药，故又称揉药。

2. 油剂介质

（1）冬青膏

冬青膏是由冬绿油（水杨酸甲酯）与凡士林按1∶5的比例混合调匀而成，具有消肿止痛、祛风散寒的作用，适用于一切跌打损伤的肿胀、疼痛，以及陈旧性损伤和寒性痛症等。

（2）按摩油

按摩油用当归60克，红花20克，乳香、没药、桃仁各30克，川续断15克，血竭30克，木通50克，共研细末，加入麻油调成稀糊状即成。有活血化瘀、消肿止痛之功，尤其适用于跌打损伤的按摩。

（3）棕榈油

棕榈油一般在热敷或用擦法后涂于局部，可增进疗效。

（4）麻油

麻油有润滑作用。民间应用刮痧法或拧法按摩时，常取麻油为介质。

（5）传导油

传导油由玉树神曲、甘油、松节油、酒精、蒸馏水等配制而成，有消肿止痛、祛风散寒作用。

（6）肉桂油

肉桂油芳香温热。凡驱寒病症，以此作为按摩介质甚为实用。

3. 水剂介质

（1）水

水作为按摩介质，有凉、温、热之分。

凉水有清热作用；热水有发汗作用；温水对腹痛、手足厥冷等病症适用。

（2）药水

药水指含有药物成分的水。主要有三种：

1）刨花水。用刨皮浸泡在水中，取其浸出汁作为介质。刨花水十分润滑，所以很适合按摩小儿疾病之用。

2）葱姜水。取葱白、鲜生姜等量捣烂，按1∶3的比例浸入凉开水中，4~6日后取汁液应用。有温经散寒、通阳解表作用，适用于风寒感冒及头痛等症，或因寒凝气滞而引起的腹痛等。

3）薄荷水。取鲜薄荷叶（干品倍量），浸泡于适量的开水中，1~3日后取汁液应用。有清凉解表、祛暑除热的作用，适用于一切热病或局部红、肿、热、痛等症，夏季应用尤宜。

4. 酒剂介质

（1）白酒

白酒有活血祛寒，散风除湿，解热等作用，适用于腰腿痛、关节炎、外感发热等病症。

（2）樟脑酒

樟脑酒对风湿痹痛、跌打损伤适用。

（3）药酒

药酒种类很多，其所选药物配方可因人、因病而异。这里介绍两种药酒处方如下：

处方一：乳香、没药各5克，血竭15克，樟脑10克，参三七5克，广木香1.5克，冰片1克，藏红花5克。以上药物用上好烧酒1千克，浸泡2周。适用于急性和慢性损伤。

处方二：红花、川乌、草乌、归尾、桃仁、生甘草、生姜、麻黄、煅自然铜、马钱子、桂枝、乳香、没药各50克。用上好烧酒1.5千克，浸泡2周。适用于一般损伤，特别是对于骨或软骨的急性和慢性损伤有效。

另外，鸡蛋清也可作为按摩介质。将生鸡蛋一端磕一小孔后，取其流出之蛋清使用。有除烦祛热作用，适用于热病、手足心热、烦躁失眠、嗳气吐酸等病症的按摩。

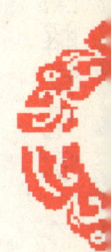

六、按摩的注意事项与禁忌

在实际按摩中,为了保障按摩效果,防止出现一些不良反应,应该熟知按摩的注意事项与禁忌,切不可盲目行事。

1. 按摩的注意事项

(1) 避免损伤皮肤

按摩者应修剪指甲,手上不戴饰品,以免擦破被按摩者的皮肤,影响治疗。

(2) 注意观察被按摩者的反应

随时观察和询问被按摩者的反应,适时调整手法力度。若被按摩者在按摩过程中出现头晕、心慌、恶心、面色苍白、出冷汗、四肢冷,甚至虚脱时,应立即停止按摩,让被按摩者头低足高位仰卧,饮些糖水、热茶。

(3) 被按摩者按摩前应排空大、小便

治疗前嘱被按摩者宽衣松带,肌肉放松,排空大、小便。

(4) 不能在饥饿或饱食后按摩

一般在饭前半小时或饭后1小时进行按摩,饮酒过度和过度疲劳均应慎用按摩。

(5) 按摩的时间选择

自我按摩时,多宜选择清晨或睡前。

(6) 增强患者信心

按摩时有部分人有局部酸胀痛感,程度因人而异,多在1周内消失。尤以 2~3 天后明显，其后不再出现此种现象，这被称为按摩反应不适应期。此不适应期过后，即会全身舒适轻快，应增强信心。

（7）观察疗效

有些人在按摩过程中，下肢远端出汗，多发生在 7~15 天内，这是较好的征兆。

腹部按摩后，若大、小便次数增加，尤以大便次数增多常见，但无不适感觉，反觉全身舒畅，精神振作，亦是好的征兆。

部分被按摩者组织受到损伤，因炎症产生粘连后，手法实施可造成粘连组织的剥离，疼痛有时稍会加剧，一般疼痛在 1~2 天后可消失，肢体活动功能会明显增强，这属正常情况。

2. 按摩的禁忌

1）各种急性传染病患者不能按摩，以防疾病传染和延误治疗。

2）有急性炎症（如丹毒、疥疮、脓肿、骨髓炎、蜂窝织炎、白喉及伤寒等）和各种化脓性感染及结核性关节炎者不能按摩，以免炎症扩散蔓延。

3）各种皮肤溃疡、烧伤、烫伤者不能按摩，以免皮肤创面感染。

4）各种血液病（如血小板减少、白血病等）患者不能按摩，以免引起或加重出血。

5）有各种大面积皮肤病或溃疡性皮炎者，慎用按摩。但如果只是某些部位有一般皮肤病而且没有传染性，则可选择按摩部位完好无损的皮肤进行按摩治疗。

6）各种肿瘤（原发性或继发性恶性肿瘤）不能按摩，以免肿瘤细胞扩散。

7）急性风湿性脊柱炎者，忌用按摩；或恶性贫血者，也不能按摩。

8）各种骨折及关节全脱位者，不能按摩。但复位后留有后遗症者仍可按摩。

9）各种急腹症，如胃肠道急性穿孔、急性阑尾炎等不能按摩，以免加重病情。

10）妇女在月经期、妊娠期，腹部禁忌按摩，以免增加经血量或引起流产或早产。

11）有严重心、肺功能不全者，因按摩时要采取一定的体位，有时会加重心肺负担，故不能按摩。有严重肝、肾疾病者，也不能按摩。

12）年老体弱或久病极度消瘦，而经受不住按摩者，不能按摩。

13）精神病患者以及不能与按摩者合作的患者不宜按摩。

第三部分 身体病症

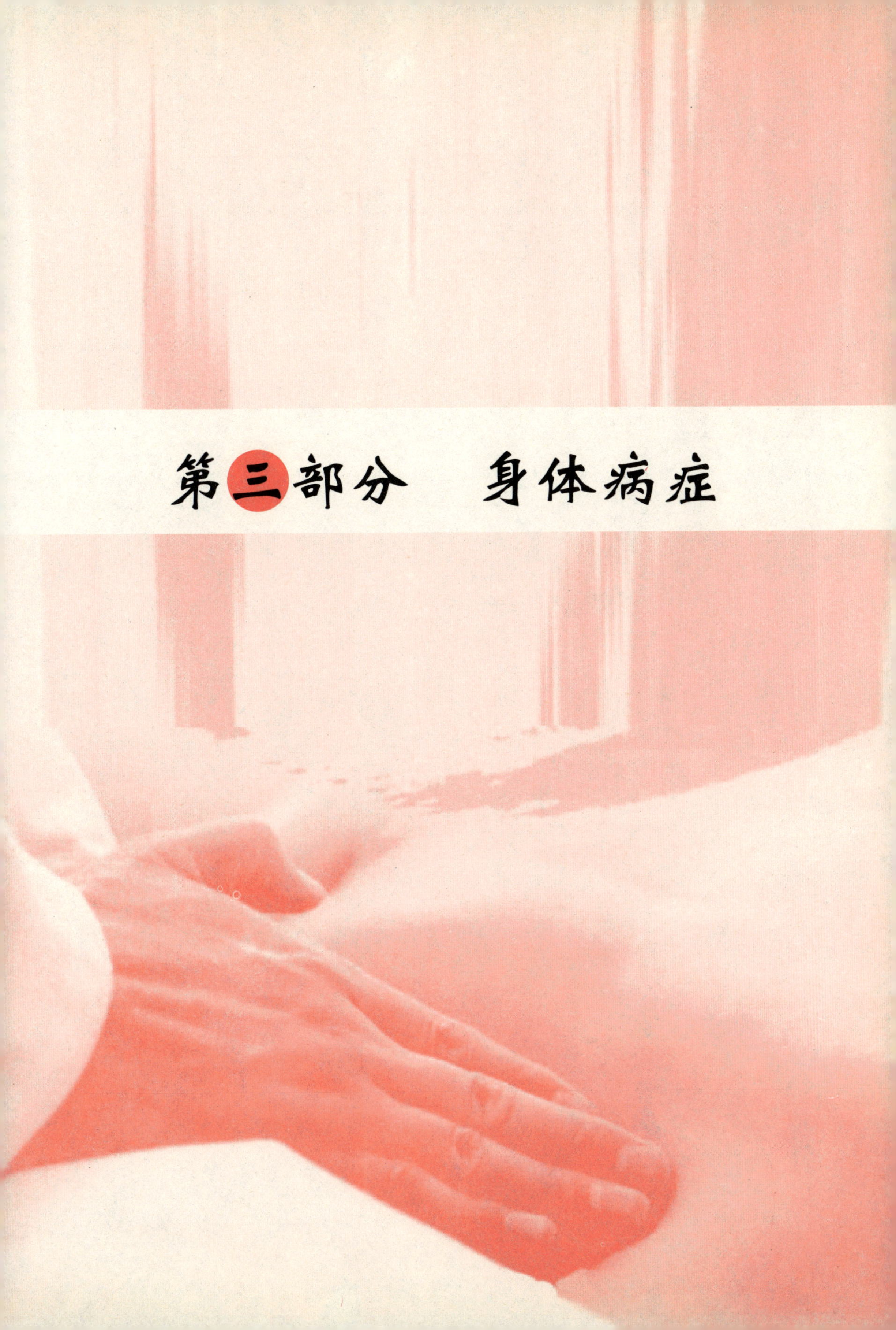

武蔵村山　三ッ木合村

一、头面部病症

1. 头痛

头痛是很常见的一种病症,几乎每个人都有过不同程度的头痛。头痛可出现于各种急、慢性疾病中。引起头痛的病因可分为4类:颅内病变、颅外病变、全身性病变、神经官能症。按摩除了对颅内疾病中的脑脓肿、脑出血急性期、颅内占位性病变、脑外伤等不宜治疗外,对其他疾病引起的头痛,一般均能起到缓解症状的作用,尤其对神经血管性头痛、肌肉痉挛性头痛、感冒头痛及高血压头痛疗效更为显著。

(1) 取穴与手法

患者分别取坐位、仰卧位。

取穴

印堂、神庭;太阳穴、角孙;百会、四神聪、前顶、囟会、承光;额厌、悬颅、悬厘、曲鬓、率谷、风府、玉枕、天柱、风池;外关、合谷、涌泉、头维(图3-1)。

手法

1) 揉拿颈部:一手扶住患者的头部,另一手在颈部做广泛且深透的拿法。拿时自上而下,重点放松颈部两侧肌肉,此时患者局部应有酸胀感。本法适用于各种头痛。

2) 轻抹前额:两手拇指自印堂至神庭做抹法,其余四指置于头的两侧相对固定。在做抹法时,力量不宜太大,速度宜快,此时患者可有轻松舒适的感觉。本法可用于各种头痛,尤以治疗前额头痛为好。

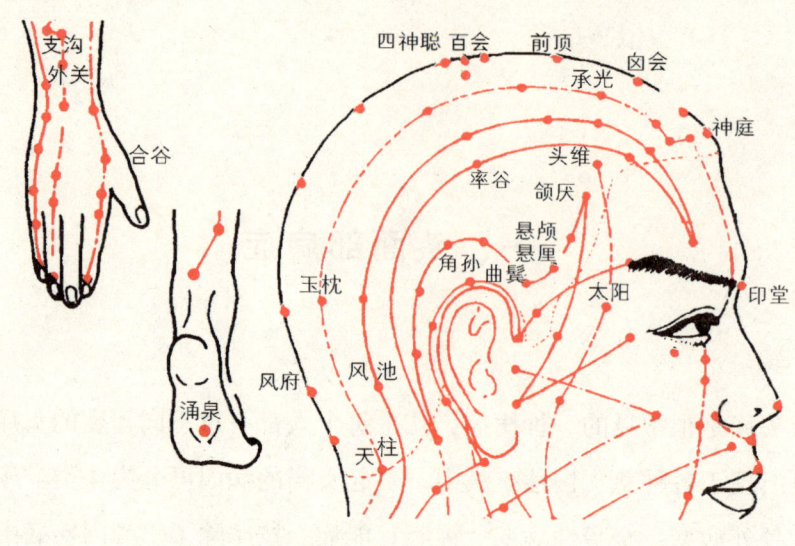

图 3-1 头痛的取穴

3）分推前额：用两手拇指桡侧缘，自前额中线向两侧分推至太阳穴并做点揉，然后两手拇指滑向头维点揉，最后滑至角孙穴点揉，如此反复数次。

4）点按头顶：两手拇指自前发际向后交替点按头部前后正中线即督脉，然后两手同时点按距督脉 1、3、5、7、9 厘米处的侧线。每条线点按 3～5 遍。对于巅顶痛的患者应在百会、四神聪、前顶、囟会、承光等穴位处着力点揉。对于偏头痛的患者应重点点按距正中线 6～9 厘米的区域。在做此法时患者局部有酸胀舒适之感。

点揉足少阳胆经五穴：用拇指点揉法分别点揉颔厌、悬颅、悬厘、曲鬓、率谷五穴。点揉此五穴对于偏头痛有特殊的疗效。在点揉每一个穴位时，均应使局部产生酸胀感，时间大约半分钟，点揉的力量应由轻至重。

5）梳头栉发：双手十指微屈，从前至后做梳头动作。

点揉枕后穴位：以食中两指分别点揉枕后风府、玉枕、天柱、风池等穴约半分钟，点揉时力量应稍大，使患者局部有酸胀的感觉。本法可用于各型头痛，尤以后枕部疼痛效果为好。

6）远端配穴：无论什么样的头痛，按摩时均应配1~2个远端穴位，如外关、合谷、涌泉，并给予强刺激，使得穴位局部产生较强的酸胀感。配远端穴的目的在于引气下行，防止气聚于上，出现头晕等症。这种配穴对于治疗头痛有特殊的意义。

(2) 注意事项

要排除器质性头痛（如肿瘤）后再进行按摩治疗。不要随便服用止痛药。要注意保暖，预防感冒。要保持心情愉快，避免不良精神刺激。不要过度劳累，尤其不要思虑过度。戒烟限酒，节制看电视。

2. 三叉神经痛

三叉神经为粗大的混合性脑神经，起自脑桥，形成较小的运动根，行经三叉神经节下方，后随下颌神经经卵圆孔出颅，支配咀嚼肌。在面部三叉神经分布区内发生阵发性烧灼样疼痛为三叉神经痛，多发于中年女性。

三叉神经痛患者面部怕触摸，不敢张口，不敢咀嚼食物，因疼痛剧烈而不摄食物，有进行性消瘦现象。主要体征为面部三叉神经分布区内出现阵发性烧灼样疼痛，眶上切迹、眶下孔和颏孔部位有压痛感，并带有向面部放射的特点。

(1) 按摩取穴与手法

患者取坐位。

取穴

太阳、下关、风池、血海、太冲、合谷（图3-2）。

手法

1）揉太阳穴：双手拇指抵住双太阳穴，用力揉捻，以局部酸胀为宜，约1分钟。

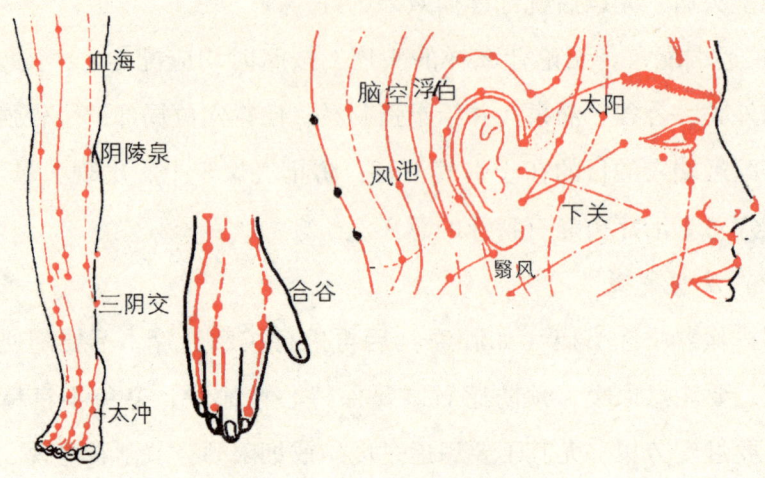

图 3-2　三叉神经痛的取穴

2）按下关穴：以一手拇指按住患侧下关穴，食指置于耳后翳风穴，一齐用力，按压约1分钟。

3）掐摩面部：取坐位，自眼下到下颌角上，先用拇指掐法进行操作约1分钟，然后再用拇指摩法操作约1分钟。

4）揉风池穴：先用右手中指按揉左侧风池穴，待有酸胀感后，右手指至左侧颈后肌肉，二、三、四指交拢，用力按揉约半分钟，再换左手在右侧同样操作半分钟。

5）揉血海穴：取坐位，双手握住双膝上部，拇指抵住双血海穴，用力揉捻，以酸胀感为度，约2分钟。

6）掐太冲穴：取坐位，用拇指指甲轻轻掐双脚的太冲穴2分钟。

7）掐合谷穴：用拇指和食指掐合谷穴2分钟。

(2) 注意事项

避免冷热刺激，注意饮食温度，防止面部受寒。保持口腔清洁，饭后刷牙。不抽烟，忌酒和刺激性食物。注意休息，安定情绪。

3. 眩晕

眩晕轻者闭目即止；重者如坐车船，旋转不定，不能站立，或伴有恶心、呕吐、汗出，甚则昏倒等症状。眩晕之病因，以虚者居多，如阴虚则肝风内动，血少则脑失濡养，精亏则脑海不足，均易导致眩晕的发生。此外，亦有由于痰浊壅遏，或化火上蒙清窍所致。

（1）按摩取穴与手法

患者取坐位。

取穴

印堂、太阳、风池、肩井、素髎、神庭、百会、强间、哑门、肾俞、气海俞、大肠俞、率谷、阴交、石门、关元、中极、曲骨、足三里（图3-3，图3-4）。

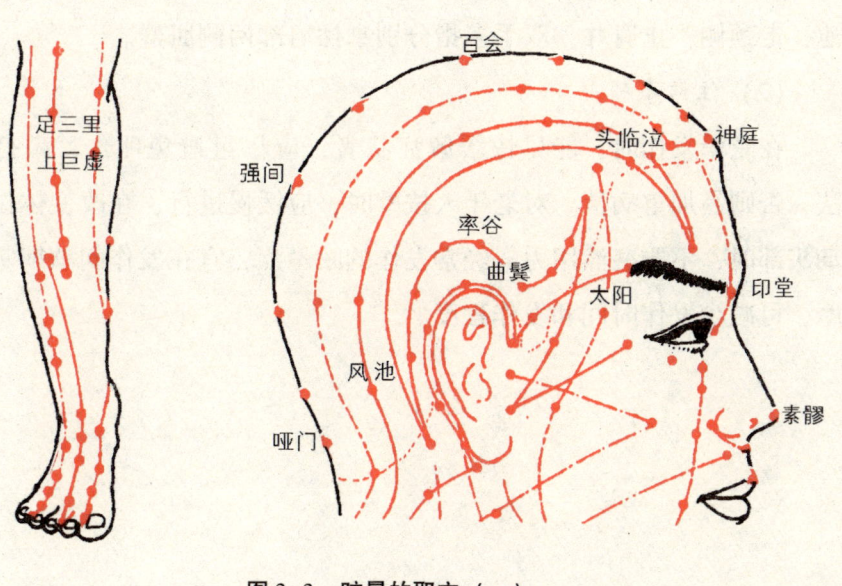

图3-3 眩晕的取穴（一）

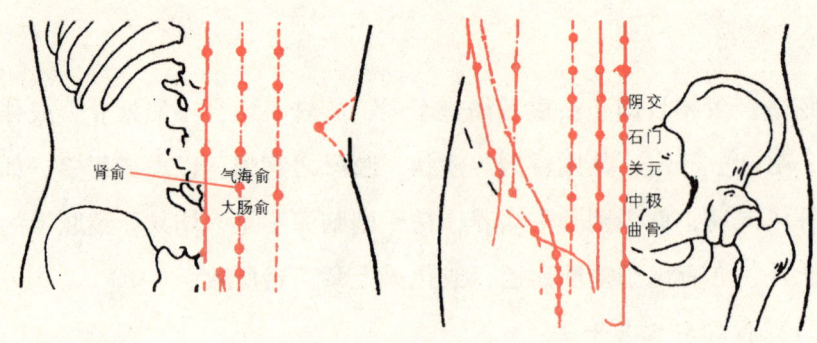

图 3-4 眩晕的取穴（二）

手法

推印堂穴：用双拇指自印堂交替上推至前发际。

左右抹太阳穴：两拇指分别按揉两侧太阳穴。

由太阳穴推止肩井穴：用小鱼际向后平推至耳上，过耳后，经风池，走颈侧，止肩井，双手多指分别拿揉肩部两侧肌群。

（2）注意事项

在眩晕发作时，能尽快缓解症状者，应尽量避免叩击、敲打类手法，否则易加重病情。对老年人按摩时，应缓慢进行，在改变体位、转动头部时，不要突然用力。经常发作的眩晕症，宜在发作间歇期坚持按摩，可减少发作时间和发作程度。

二、五官病症

1. 牙痛

牙痛为常见症状之一。其发病或因风火郁于牙龈，瘀阻脉络；或因胃火炽盛，循经上炎齿龈；或因肾阴亏虚，虚火上炎，结于齿龈而致牙痛。牙痛因其类型不同所表现出的症状也各不相同。

（1）按摩取穴与手法

患者取坐位。

取穴

风池、下关、颊车、合谷、内庭；太阳、肩井；外关、翳风、后溪；太溪、行间、太冲（图3-5，图3-6）。

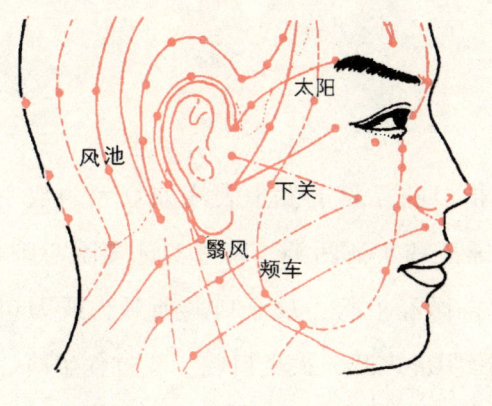
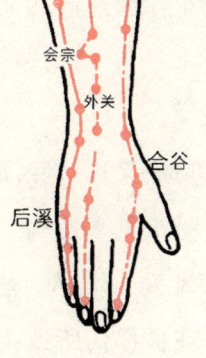

图3-5 牙痛的取穴（一）

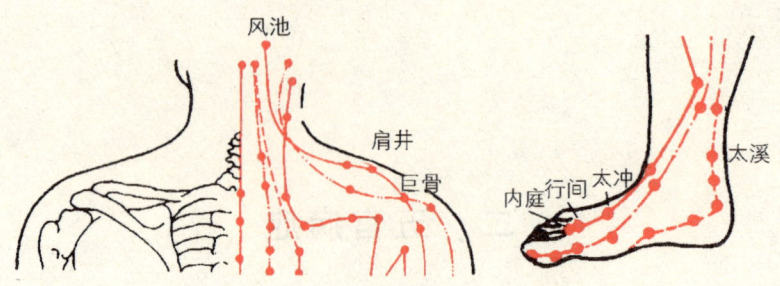

图 3-6 牙痛的取穴（二）

手法

1) 擦肩背：3～5 分钟。

2) 按揉风池穴：按、揉 2 分钟。

3) 按、推下关、颊车穴：各 2 分钟。

4) 按揉双侧合谷穴：各 1～2 分钟。

5) 掐双侧内庭穴：各 1～2 分钟。

（2）注意事项

注意口腔卫生，坚持早晚刷牙，饭后用清水漱口，晚上刷牙后不要再吃东西。忌食辛辣、生冷、过硬的食物，适当吃些纤维素性食物，以有利于牙齿清洁和牙周健康。

2. 口疮

口疮又称口腔溃疡，系指口腔黏膜上发生表浅如豆大的数个溃疡点，是常见多发病。一般分虚证和实证两类。口疮实证多因心脾积热，复感风火、燥邪，热郁化火，循经上行，攻于口腔所致，或因口腔不洁，或被损伤所致；虚证多因阴虚火旺、火炎口腔，或过食生冷、寒凉之品，寒湿郁滞口腔所致，或因急性失治转化而成。

口疮主要症状是唇、颊、齿龈、舌面等处有小黄豆大或豌豆大小，呈圆形或椭圆形的黄白色溃疡点。实证多伴有发热、口渴口臭；虚证则伴渴不欲饮、反复发作、延绵不愈。

(1) 按摩取穴与手法

患者取坐位。

取穴

玉枕、劳宫、合谷、足三里、内庭、肾俞、太溪、天枢、关元（图3-7）。

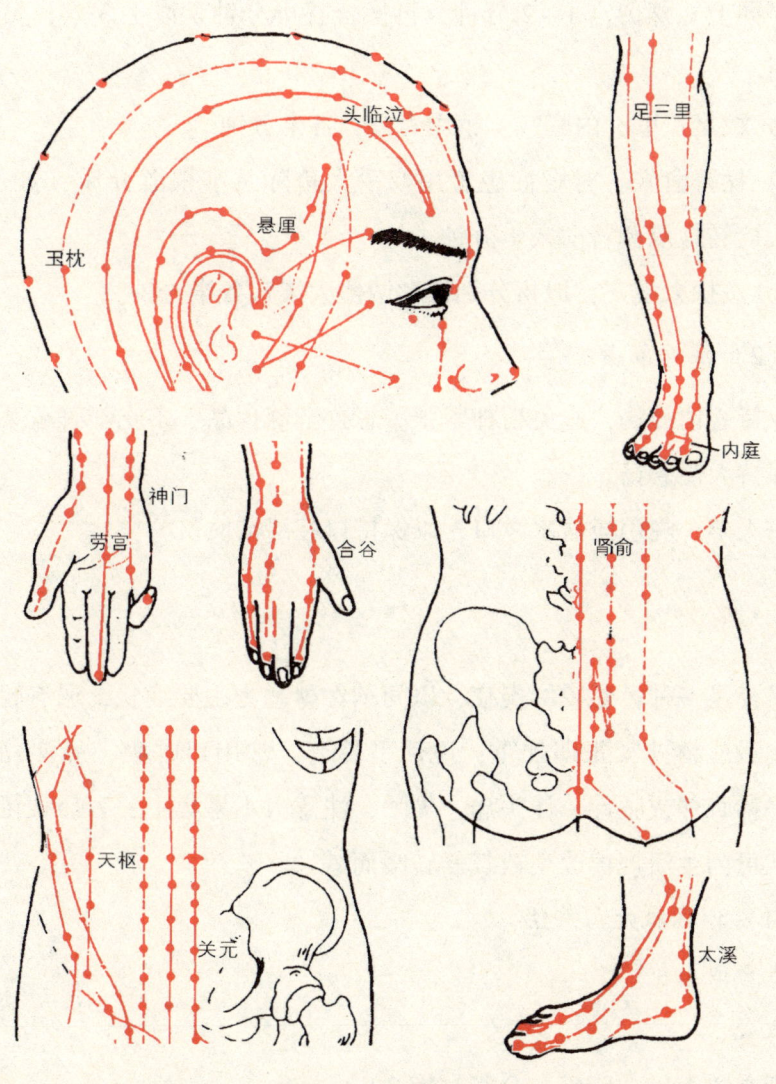

图 3-7　口疮的取穴

手法

1）按揉玉枕穴：以拇指指腹按揉患侧玉枕穴。先按（压）后揉，刚柔相济、指力均匀，每次 3~5 分钟。实症用泻法，指力稍重，时间稍长；虚症用补法，指力稍轻，时间稍短。

2）揉劳宫、合谷穴：用一手掌托住患者同侧手背，另一手拇指蘸介质（同上）揉劳宫 1~2 分钟，再揉合谷半分钟。以上 3 穴，另侧操作相同。

3）按足三里、内庭穴：稍用力按，各半分钟。

4）揉肾俞穴：对虚症患者用双手大鱼际及掌根蘸介质（如乙醇等）旋转揉双侧肾俞穴 1 分钟。

5）按揉太溪穴：拇指分别按揉两侧太溪穴各半分钟。

（2）注意事项

保持心情舒畅，避免精神紧张。忌食辛辣食品，多吃新鲜蔬菜、水果，保持大便通畅。

每天早、晚用淡盐水漱口，以保持口腔清洁。

3. 鼻炎

鼻炎是一种鼻黏膜的炎症，以间歇性鼻塞为主要症状，遇有轻微的鼻腔刺激或精神紧张即加重，说话呈鼻音，常用口呼吸；鼻涕黏稠而多，呈稀浆样或脓性，伴头痛、失眠，注意力不易集中，容易疲倦。以上症状可因生活规律改变或气候转暖而减轻。

（1）按摩取穴与手法

患者取坐位。

取穴

迎香、上星、印堂、合谷（图 3-8）。

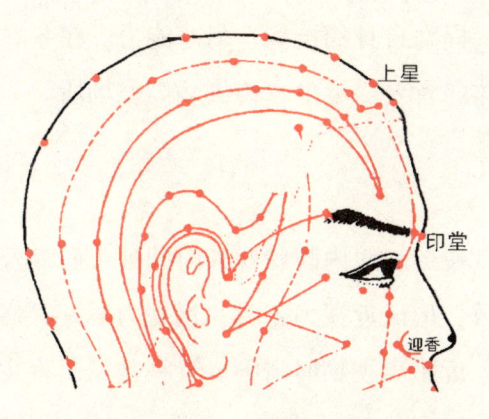 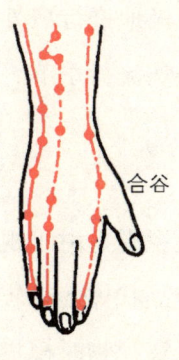

图 3-8　鼻炎的取穴

手法

1）按迎香穴：双手食指指尖分别按摩鼻孔两边的迎香穴，当出现明显的酸胀感后，再揉 2 分钟。

2）擦鼻根：两个拇指的关节屈曲，其他四指呈半握拳状，用拇指关节的桡侧面，由鼻根部两侧朝下擦到鼻翼，上下擦抹 50 次，以局部发热为宜。

3）叩上星穴：右手半握拳，食、中、无名、小指指尖并齐，由上星穴向下叩到印堂穴，腕部发力，叩击应适度，每分钟 100 次，时间为 2 分钟。

4）拍前额：用手指的腹面或者手掌腹面着力，五指并拢，用虚掌平压前额，用手腕发力，着力轻巧，频率为每分钟 160 次，拍打时间为 2 分钟。

5）掐合谷穴：左手拇指指尖放在右手合谷穴上，用力掐按 1 分钟，使局部的酸胀感朝上扩散到面部，再揉 30 秒，这样反复 5 次，能够起到宣通鼻窍的作用。

（2）注意事项

积极地进行户外锻炼，提高自身的抗病、耐寒能力。在冬春呼吸系统传染病流行季节，年老体弱者要尽量少去传染病高发场所。

4. 近视

近视眼是由于视物过度疲劳，眼内睫状肌长时间处于收缩及充血状态，使晶状体变得较厚所致，形成近视力正常，远视力不好。症状表现为远距离视物时模糊不清，近距离视物时清晰。近视常见于青少年，近视早期及时治疗可以复原，这是暂时性或假性近视，如果不及时治疗，可由假性变为器质性的近视眼。

（1）按摩取穴与手法

患者取坐位。

取穴

风池、攒竹、鱼腰、丝竹空、四白、睛明、光明（图3-9）。

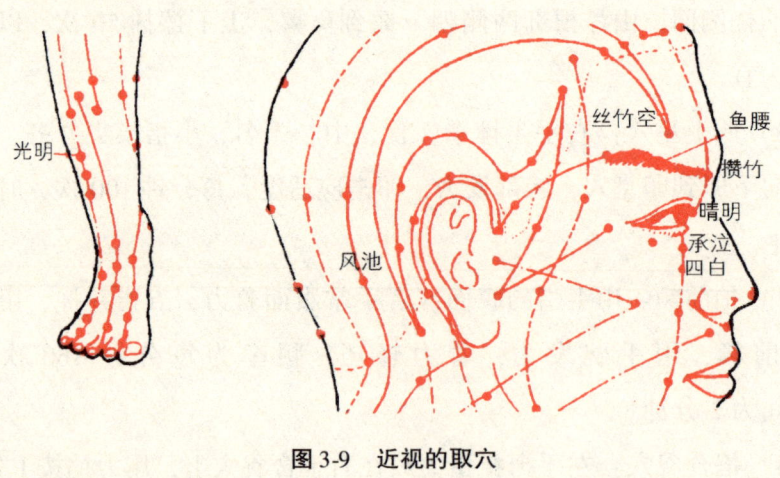

图3-9 近视的取穴

手法

1) 按风池穴：用两个拇指或者中指分别按在两侧风池穴上，力量从轻至重，使局部感到明显酸胀，按半分钟，揉半分钟，按摩时间为2分钟。

2）按眼眶：用两个拇指或者食指、中指、无名指三指的指尖分别按在两侧眼眶上，按摩时间为2分钟。再用拇指掐、按、揉两处睛明穴，按摩时间为2分钟，以局部感到热胀为度。

3）推眉心：用双手四指的指腹，从眉心起朝外分推10遍，再摩双眉到前额10遍。用四指的指尖分别轻叩攒竹、鱼腰、丝竹穴、四白穴，每个穴位轻叩半分钟。

4）揉四白穴：把食指指腹按在四白穴上，等出现酸胀感时，从轻至重，一边按一边揉，使酸胀感传到眼区，按摩时间为2分钟。

掐睛明穴：仰靠把腿伸直，两拇指分别放在两侧睛明穴上，先掐按2分钟，使局部感到明显酸胀，再掐揉2分钟。

（2）注意事项

注意用眼卫生，看书、写字时眼睛与书本要保持一定距离，用眼1小时后，远望片刻。经常做眼保健操。

5. 结膜炎

结膜炎是以结膜充血水肿、涩痒不舒适，或者血管新生等为主要特征的外眼病，属中医学"天行赤眼"、"暴发火眼"范畴。

结膜炎的症状主要表现为白睛赤红，或有点状（片状）溢血，刺痒发作，泪热如汤，灼热羞明，眼眵黏稠。常一眼发病，或两眼齐发。急性伴有发热、流涕、咽痛等全身症状。

（1）按摩取穴与手法

患者取坐位、站位或仰卧位。

取穴

天牖、四白、攒竹、丝空竹、瞳子髎、太阳、合谷、阳白（图3-10）。

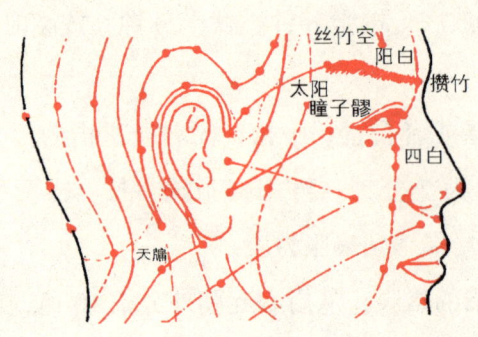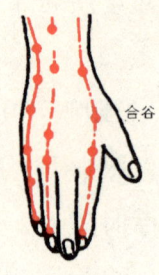

图 3-10 结膜炎的取穴

手法

1）揉按天髎穴：用左右手的大拇指罗纹面分别按摩左右天髎穴，其他四指弯曲似弓状，支持在前额上，轻轻按揉，揉按面不能太大，揉按时间为 2 分钟。

2）按揉四白穴：双手食指与中指并拢，放在同侧紧紧靠鼻翼外侧，食指正好在四白穴上，把大拇指支撑在下颌骨凹陷上，再松开中指，用食指的指腹在面颊中央的四白穴上按揉，时间为 2 分钟。

3）按攒竹、四白、丝竹空、瞳子髎、太阳、合谷穴：用拇指或者食指指尖各按 1 分钟。

4）点按四白、合谷穴：如果红退，而眼睑肿胀没有减者，点按四白、合谷穴，各按 1 分钟。

5）掐耳尖：用拇指和食指指峰扣掐患侧耳尖 50 下，扣掐耳垂眼点（耳垂后下部）50 下，以局部红润，有热感为宜。再用拇指掐患侧的合谷穴 60 次。

6）刮眼眶：屈曲四指，用左右大拇指罗纹面按在阳白穴上，用左右食指第二节的内侧轮刮眼眶一圈，这样轮刮 30 圈。

（2）注意事项

讲究用眼卫生，毛巾、洗脸盆专用，以防交叉传染。饮食清淡，勿食辛辣或发性食品。

三、颈肩病症

1. 颈酸痛

颈部酸胀多无明显外伤史,常由于睡眠姿势不好或伏案工作过久及感受风邪所致。颈部酸胀轻者可数日自愈,重者拖延数周或更长,影响工作及学习。

(1) 按摩取穴与手法

患者取坐位

取穴

大椎、风池、肩井、天柱、风府、风门(图3-11)。

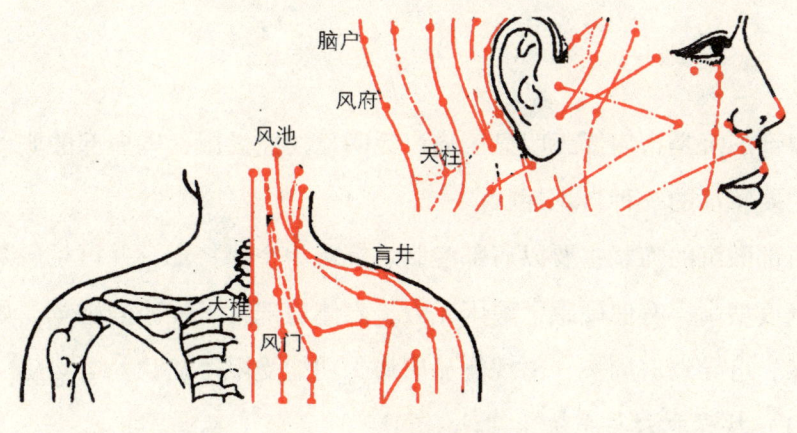

图3-11 颈酸痛的取穴

手法

1) 推枕骨至大椎穴:按摩者一手扶住患者头部,用另一手小鱼际下行推枕骨下缘至大椎穴5分钟。

2）揉拨颈韧带：以拇指揉、拨2~3分钟。

3）拿揉颈部：以拇指和多指拿揉5分钟。

4）拿颈韧带、胸锁乳突肌：用拇指屈曲置于颈韧带上，多指置于胸锁乳突肌肌腹上，由上而下拿3~5分钟，两侧相同。

5）按颈韧带、颈椎棘突、胸锁乳突肌：以双手拇指自上而下分别按两侧颈韧带，交替按颈椎棘突，用多指分别按两侧胸锁乳突肌。

6）拿揉颈项部：一手扶住头顶部，另一手拿揉颈项部，一边旋转颈部，一边拿揉颈韧带，左右交替进行5分钟。

7）点揉风池、风府、天柱穴：用拇指点揉各2分钟。

8）拿揉、滚肩部：以拇指与多指拿揉、滚2~3分钟。

9）按压肩井穴：3~5分钟，以拍法拍颈肩部结束治疗。

（2）注意事项

颈部活动幅度及力度不可过大。不可随意扭转，以免发生意外。

伏案工作过程中，适当活动颈部，勿劳累过度。

2. 肩酸沉

肩部酸沉是指肩部无明显压痛、无明显功能受限，以肩部酸胀、沉重为主要特征的一种自觉症状。

肩部酸沉的症状主要以肩部酸胀、沉重为主要特征，并可见肩部肌肉紧张度增高，有僵硬感，酸困无力，患侧肩部常有发凉的感觉，如继续发展，可导致肩周炎，出现明显压痛、功能受限等症状。

（1）按摩取穴与手法

患者分别取卧位和坐位。

取穴

肩井、夹脊（夹脊穴是经外奇穴，在背腰部第1胸椎至第5腰椎棘突下两侧，后正中线旁开 0.5 寸，一侧 17 穴。左右共 34 穴）。肩髃、天宗、肩中俞、肩外俞（图 3-12）。

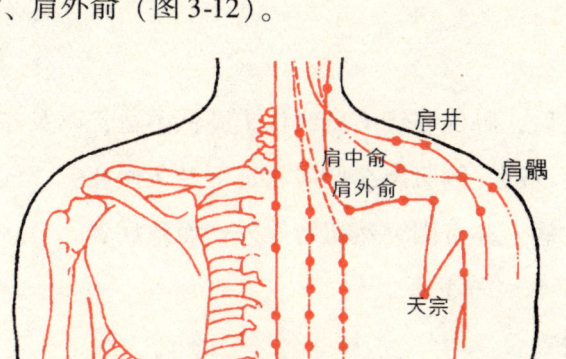

图 3-12　肩酸沉的取穴

手法

1）推、滚胸椎、脊柱：用单手掌沿第 1~7 胸椎两侧下行推 3~5 分钟，以双手掌从脊柱向两则分推 3~5 分钟，然后以小鱼际侧部滚以上部位。

2）揉肩上与肩胛内侧缘：用掌根和拇指分别揉 3~5 分钟。

3）拨揉肩井穴与夹脊穴：以掌根拨揉肩井和脊柱两侧夹脊穴 3~5 分钟。

4）按压肩上、肩胛内侧缘及肩井穴、夹脊穴：以掌根、拇指按压 3~5 分钟。

5）搓肩井及肩胛内侧缘：5 分钟，以热为度。

6）拿揉肩部：患者取坐位，按摩者以拇指和其余四指拿揉肩部 5 分钟。

7）点按肩井、天宗、肩中俞、肩外俞、肩髃穴：以拇指点按，各 2 分钟。

8）拍肩部：1 分钟。

（2）注意事项

患肺气肿或心脏病者，应采取坐位，按压不可过重。由颈椎病或肩周炎等所致的肩部酸沉，应采用其他有针对性的手法。

3. 落枕

劳累过度后，卧枕姿势不良或枕头高低不适，以及在一个姿势下睡眠过久，致使颈部一侧肌肉在伸展状态下过久而疲劳，气血凝滞，再受风寒侵袭而发病，亦有因突然扭转等外伤而致病者。

（1）按摩取穴与手法

患者取俯卧位。

取穴　风池、肩外俞（图3-13）。

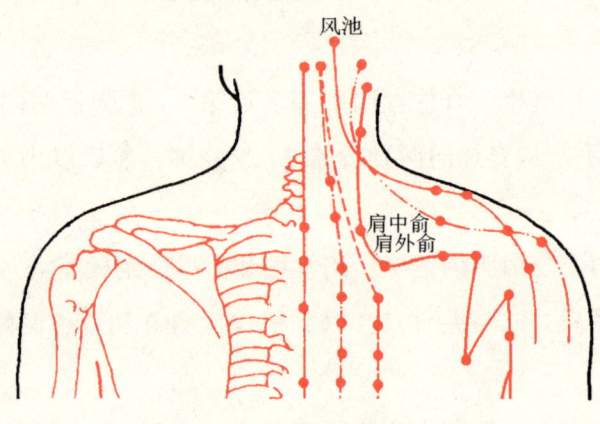

图3-13　落枕的取穴

手法

1）揉拿颈部：自第2颈椎揉拿至第7颈椎10分钟。手法宜轻柔。

2）按揉颈、背、腰部：沿颈部向背部按揉直至腰部。反复数次，约15分钟。

3）点按风池穴：1~2分钟。

4）点按肩外俞穴：重点点按肩外俞穴5分钟，并让患者做头部旋转动作。

（2）注意事项

夜晚睡眠时应防止枕头过高、过低或过硬，仰卧时宜低枕，侧卧时枕高应与肩宽相当，以维持颈部的内外平衡。平时多做颈部的自我按摩，以疏通颈部的经络，防止落枕的发生。

对于短期内多次发作的患者，应采取积极的态度，以防其发展为颈椎病。睡眠时，颈项部不宜裸露于外，避免感受风寒。疼痛较剧烈的患者，应用止痛剂以缓解痛苦。

4. 颈椎病

颈椎病又称颈椎综合征、颈肩臂综合征。西医学认为，颈椎病主要是由于颈椎损伤或蜕变，引起椎体骨质增生，周围软组织退行性变松弛，神经、脊髓或血管受到不同程度的刺激或压迫而出现颈项疼痛、头昏眩晕、肢体麻木等症状。

中医学认为，由于长期低头，颈项姿势不正，或受凉，或外伤，或年老肾气不足，气血两亏，引起筋骨劳伤，筋脉失养，局部经脉痹阻不通而发病。

（1）按摩取穴与手法

患者取坐位。

取穴

风池、缺盆、肩井、肩中俞、肩外俞、肩髃、曲池、合谷（见图3-14）。

手法

1）搓颈肩部：搓患侧颈肩部2～3分钟。

2）按摩上背部：5分钟。

3）弹拨颈部索条状硬结及压痛点：用拇指弹拨颈部索条状硬结处和其他压痛点处3分钟。

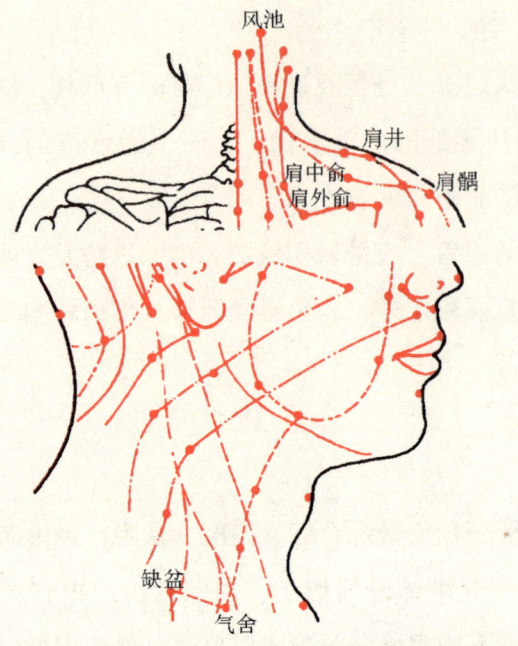
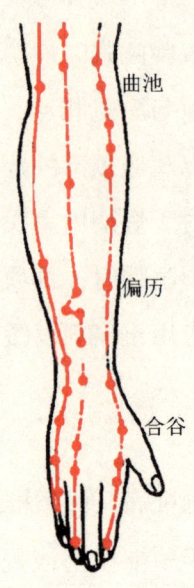

图3-14 颈椎病的取穴

4）按揉风池、缺盆、肩井、肩中俞、肩外俞、肩髃、曲池、合谷穴：用拇指按揉各2分钟。

5）拿颈项部、肩背部：5分钟。

6）搓肩部与上肢：搓患侧肩部和整个上肢2分钟。

7）抖患侧上肢：2分钟。

(2) 注意事项

睡眠姿势要舒适，使颈背肌肉彻底放松。避免长时间低头工作。不宜睡高枕和斜坡枕，可将枕头塑一凹坑，头放入凹中，使肩背部着床。

5. 肩周炎

肩周炎，即肩关节周围炎，又称漏肩风、五十肩。好发于50岁左右的中老年人，女性多于男性。一般多发生于一侧，偶见双侧同时发病。

肩周炎一般有肩部劳损、外伤或受凉病史，大多呈慢性发病。肩部酸胀疼痛，夜间加重。疼痛可向肩胛、上肢放散，肩关节活动不利。严重者活动困难，如穿上衣时耸肩或肩内旋时疼痛加重，不能梳头洗脸，患侧手不能摸背。肩关节周围有不同程度的广泛压痛，肩关节各方向活动均有不同程度受限，肩外展时出现典型的"扛肩"现象。如果病程较长，可出现三角肌萎缩。

（1）按摩取穴与手法

患者取坐位。

取穴

中府、天宗、肩贞、肩中俞、肩外俞、秉风、巨骨、缺盆、肩髃（图3-15）。

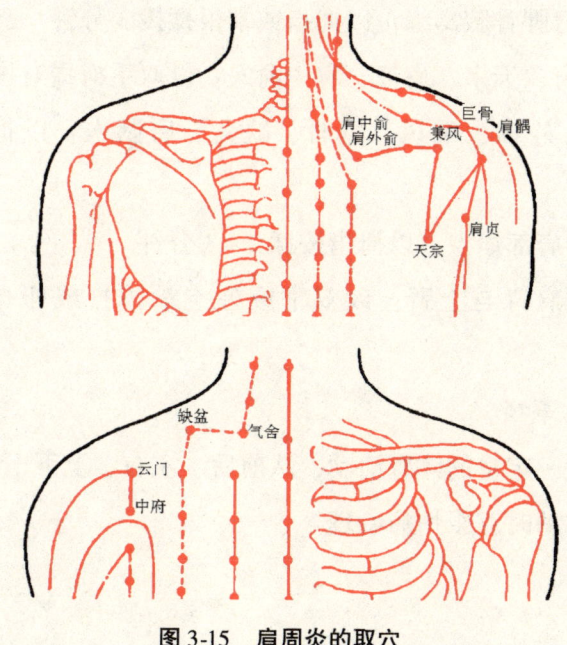

图3-15　肩周炎的取穴

手法

1）分推肩周围：以双手大鱼际或掌部着力，在患肩周围前后、内外分推3~5分钟。

2）抚摩肩部：以全掌大面积抚摩3分钟。

3）揉肩部与上臂：以单手掌或双手掌揉肩部及上臂各3~5分钟。

4）揉拿、捏拿肩部与上臂：以拇指与多指相对用力揉拿或捏拿肩部及上臂各3~5分钟。

5）㨰肩部与上臂：用左手握患肢前臂并托起肘部，将上肢外展并活动其肩部，同时用右手小鱼际或掌指关节㨰肩背部及上臂各3~5分钟。

6）揉肩胛骨脊柱缘：以一手大鱼际或掌根部自患肩的肩胛骨脊柱缘由上而下揉3~5分钟。

7）拨理肩胛下肌：以食、中、无名指从肩胛脊柱缘插入肩胛骨前方，拨理肩胛下肌3~5分钟。

8）揉拨肩胛骨腋窝缘：以拇指或掌根揉拨3分钟。

9）按中府、天宗、肩贞、肩中俞穴：以双手拇指对按2~3分钟。

10）按肩外俞、秉风、巨骨、缺盆、肩髃穴：以拇指重按各2分钟。

11）按揉肩部痛点：以拇指按揉2~3分钟。

12）拍叩肩背与上臂：以双掌或握空拳拍打或叩打肩背及上臂部2分钟。

（2）注意事项

每天坚持一定量的体育活动，从前后、左右、上下不同方向运动两侧肩关节，活动时克服怕痛心理。

四、腰腿病症

1. 腰痛

腰痛是指以腰部疼痛为主要症状的一类病证。其疼痛部位在脊中，一侧或两侧俱痛。因腰与肾有关，所以要辨证施治。

寒湿腰痛的主要症状是腰冷痛。活动受限，静卧不减，寒冷阴雨天气症状加重等。

湿热腰痛的主要症状是腰痛处有热感，活动后痛减，而热天、雨天疼痛加重。

瘀血腰痛的主要症状是腰痛如刺有定处，日轻夜重，活动受限，部分患者有外伤史。

肾虚腰痛的主要症状是起病缓慢，隐痛酸软，劳甚卧轻，反复发作，面白神疲，手足发凉等。

（1）按摩取穴与手法

患者取俯卧位。

取穴

命门、肾俞、大肠俞、膀胱俞、环跳、殷门、委中、次髎、太溪、照海、腰阳关、腰俞、阳陵泉、昆仑、关元（图3-16）。

手法

1）揉按命门穴：用拇指端由轻而重地按揉2分钟。

2）揉按肾俞、大肠俞、膀胱俞穴：用两手拇指肚向外依次揉按各2分钟。

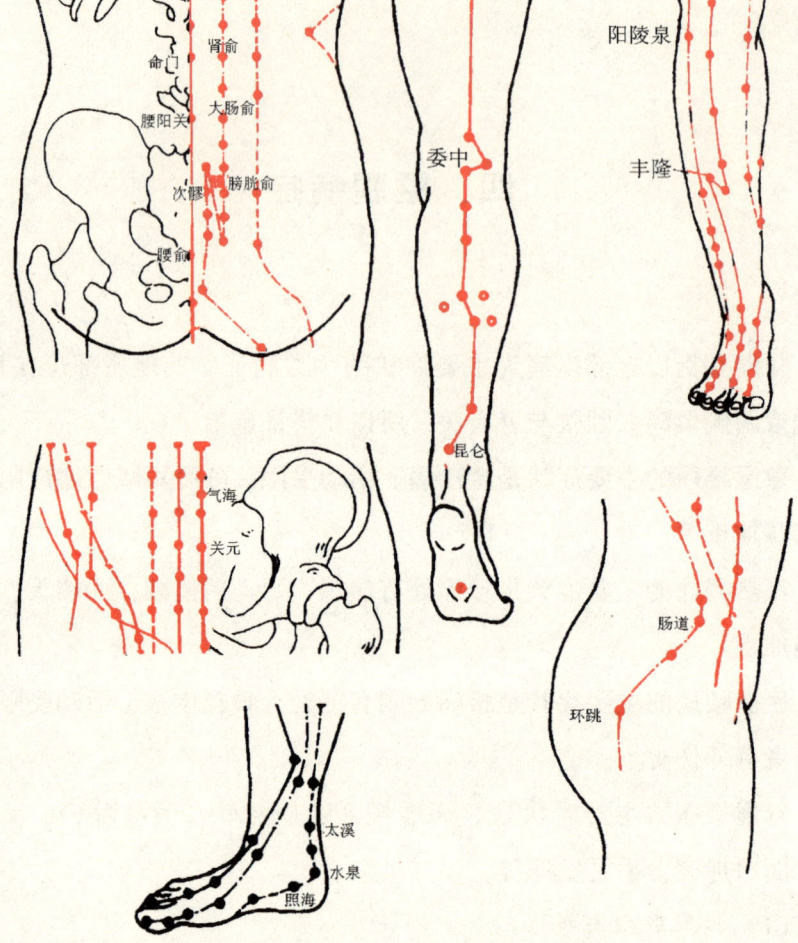

图 3-16 腰痛的取穴

3）揉擦肾俞至膀胱俞等穴：用掌根同时自上而下揉擦 5~10 分钟，以腰部有温热感为宜。

4）点按环跳、殷门、委中穴：用拇指肚依次点按各 3 分钟。

5）推揉环跳至委中穴：用掌面同时自上而下推揉 5~10 分钟，以下肢有轻松感为好。

以上手法适用寒湿腰痛。

6）揉按肾俞、大肠俞、膀胱俞、次髎穴：用两手拇指向外依次按揉各2分钟。

7）揉擦肾俞至膀胱俞、次髎穴：用掌根同时自上而下揉擦5~10分钟，以下腰部发热为宜。

8）按揉太溪、照海穴：以拇指端按揉各2~3分钟，以足部有酸胀感为好。

以上手法适用于湿热腰痛。

9）推揉腰阳关和腰俞穴：推揉各2~3分钟。

10）揉按肾俞和膀胱俞穴：以两拇指向外依次按揉2~3分钟。

11）揉擦肾俞和膀胱俞至腰部：用掌根同时自上而下揉擦5分钟，以透热为宜。

12）点按殷门、委中和阳陵泉穴：用拇指依次点按各2~3分钟。

13）对拿昆仑穴：以拇指按在昆仑穴，食指按在内踝后，对拿昆仑3分钟，以下肢和足部有酸胀感为宜。

以上手法适用于瘀血腰痛。

14）推揉关元穴：以掌面推揉，顺逆各3分钟。

15）揉按命门穴：以拇指端由轻而重地揉按3分钟。

16）揉按膀胱俞穴：以拇指向外揉按3分钟。

以上手法适用于肾虚腰痛。

(2) 注意事项

平时用宽皮带束腰，并睡硬板床。加强腰部肌肉锻炼。注意腰部保暖，避免腰部过劳。腰部疼痛较重者可加用热敷。

2. 腰椎间盘突出

腰椎间盘突出症又称腰椎间盘纤维环破裂症、腰椎髓核脱出症、腰椎间盘综合征，好发于青壮年，以20~45岁多见，男性多于女性。腰椎间盘发生退变后，可因外伤、劳损、受凉等原因引起纤维环部分或全部破裂，髓核向外膨出、脱出，刺激、压迫神经根或马尾神经，引起下腰痛和下肢坐骨神经痛。腰椎间盘突出好发于腰4、5，骶1，偶见于腰3、4。

（1）按摩取穴与手法

患者取俯卧位。

取穴

环跳、肾俞、大肠俞（图3-17）。

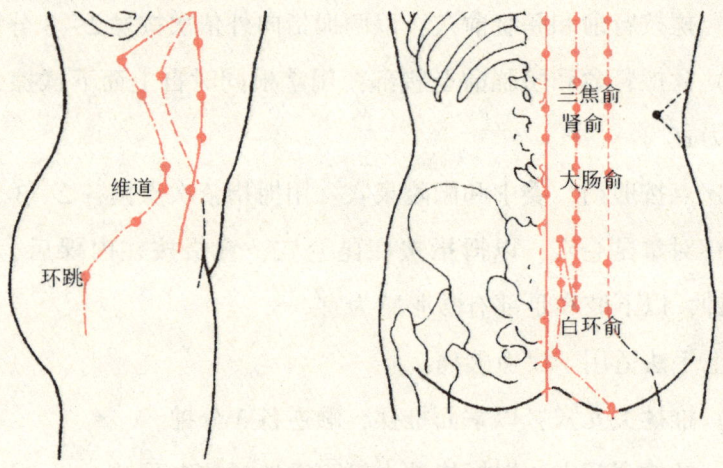

图3-17 腰椎间盘突出的取穴

手法

1）滚患侧腰部、臀部、下肢后侧：反复滚10分钟。

2）滚患侧臀部和大腿后侧：用掌指关节反复滚6分钟。

3）按揉患侧腰部、臀部和下肢后侧：用掌根反复按揉6分钟。

4）按揉肾俞、大肠俞穴：用一拇指按揉各2分钟。

5）按揉腰部棘突旁压痛点和环跳穴：肘压按揉各3分钟。

6）拿腰部和患侧下肢：3~5分钟。

7）按腰部：用掌按2~3分钟。

8）推患侧腰臀及下肢后侧：3~5分钟。

9）抖两侧下肢：各1分钟。

10）叩腰部和两下肢：各1分钟。

（2）注意事项

可配合牵引疗法。治疗期间睡硬板床，注意保暖，防止潮湿受凉。按摩必须排除骨质病变。

3. 足跟痛

足跟痛即足跟底部局限性疼痛，多以体型肥胖的中老年多见。疼痛以晨起下床开始，站立或走路时剧烈，活动后减轻，但久站久行后疼痛又加重，休息后则减轻。疼痛部位比较局限，有明显压痛点，可伴有足底胀麻感或紧张感。

中医学认为，足跟痛，一是因劳累过度致使足跟部筋骨损伤而引起跟痛；二是肝肾亏损。肝主筋，肾主骨，中年以后肝肾之气不足，肾虚无以生骨，肝虚无以养筋，筋骨随之退化；肾之经脉绕行足跟，且受风寒湿邪的侵袭而导致足跟痛。

（1）按摩取穴与手法

患者取俯卧位或坐位。

取穴

委中、环跳、承山、昆仑、太溪、涌泉（图3-18）。

手法

1）推下肢后侧：用单手掌推5分钟。

2）拿揉下肢部：双手多指拿揉2~3分钟。

3）捏足跟部：各2~3分钟。

4）按揉、搓足跟：将踝关节抬起，放于按摩者屈膝位的下肢前面，用掌重揉足跟，食指屈曲按揉足跟腱及周围，拿捏足跟并用单掌搓揉足跟、肘关揉足掌面，共15分钟。

5）按压涌泉穴：2分钟。

6）对掐昆仑、太溪穴：各2~3分钟。

7）按压骶棘肌：用肘尖按压第四腰椎旁的骶棘肌2~3分钟。

8）点委中、环跳、承山穴：各2~3分钟。

9）活动踝关节及足部：1分钟。

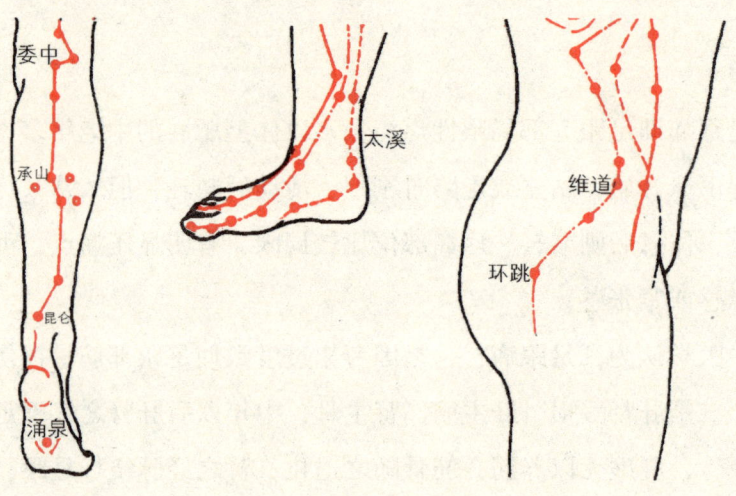

图3-18 足跟痛的取穴

（2）注意事项

宜穿平底鞋或软底鞋。鞋内宜放置一厚垫，以减少跖筋膜张力。注意足部保暖，避免寒湿之邪入侵。每晚最好用热水浸足15~20分钟。

第四部分　內科病症

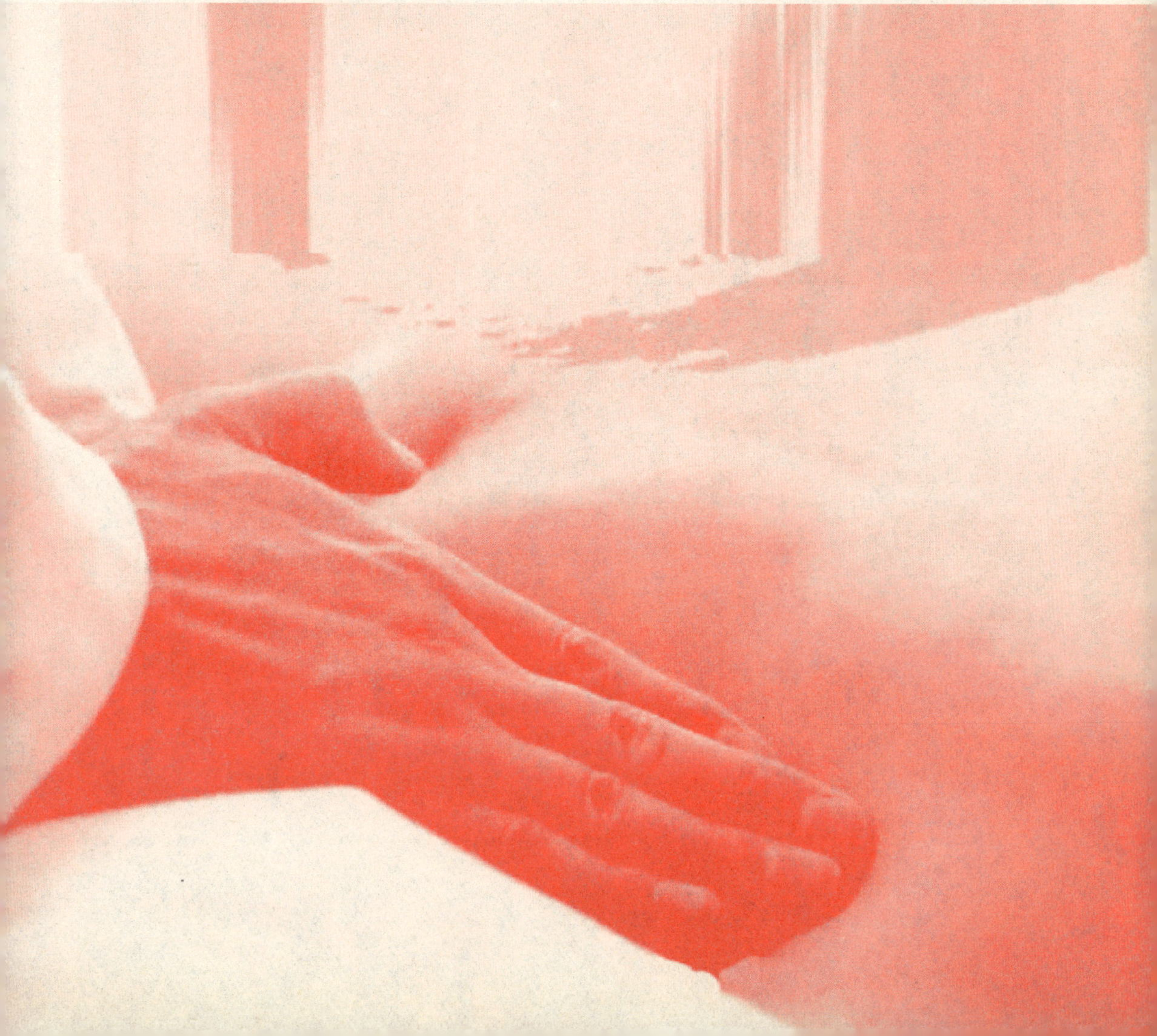

一、呼吸系统

1. 感冒

感冒俗称"伤风"。

感冒的症状表现是起病较急,症状有轻有重,一般有头痛、鼻塞、流涕、喷嚏、咽痛咽干、周身乏力、发热、颈项部肌肉及关节酸痛、食欲减退等。

(1) 按摩取穴与手法

患者分别取坐位和俯卧位。

取穴

大椎、风门、合谷、印堂、太阳、上星、风池、曲池、肺俞、肩井穴、迎香穴、天突穴(图4-1,图4-2)。

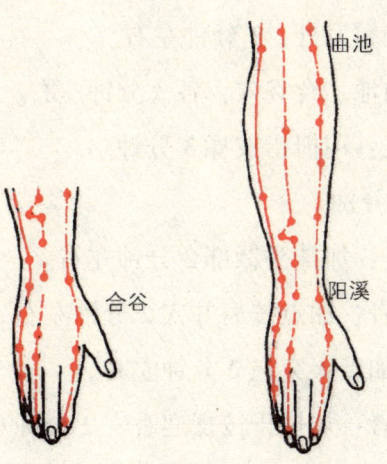

图4-1 感冒的取穴(一)

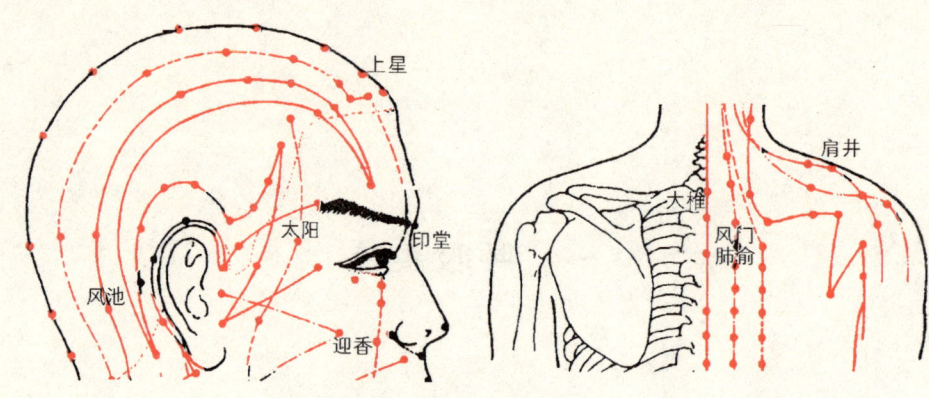

图 4-2 感冒的取穴（二）

手法

1）按压大椎穴：深呼吸，在气止时用食指用力按压大椎，慢慢呼气。经过 6 秒后，再逐渐松手，反复做 30 次。

2）按压风门穴：深呼吸，在气止时用食指用力按压风门，慢慢呼气，经过 6 秒后，再逐渐松手，反复做 10 次。

3）按揉印堂、太阳穴：用拇指按揉 3～5 分钟。

4）抹印堂、太阳、上星穴：用抹法从印堂抹到太阳，从印堂交替抹到上星穴，反复抹 3～5 分钟。

5）分抹前额到鬓发处：3 分钟左右。

6）拿风池、曲池、合谷穴：各 3 分钟左右。

7）按揉肺俞穴：用拇指按揉 3 分钟。

8）拿肩背：2 分钟。

9）风寒症状者：加抹头颞部 2 分钟左右。

10）风热症状者：加点按肩井穴 2 分钟左右。

11）咳嗽者：加点天突穴 2 分钟左右。

12）鼻塞严重者：加拇指按揉迎香穴 2 分钟左右。

（2）注意事项

应排除流脑、麻疹、猩红热、百日咳、白喉等急性传染病后再进行推拿治疗。

2. 支气管炎

支气管炎分急性和慢性两种，系病毒或细菌感染，物理、化学性刺激或过敏反应等对气管、支气管黏膜造成的急性炎症和慢性非特异性炎症。

（1）按摩取穴与手法

患者分别取坐位和俯卧位。

取穴

大椎、胸乡、膻中、中脘、肺俞、足三里、合谷、内关、外关、风池、风门、风府、脾俞、丰隆、曲池、尺泽、三阴交、太溪、气海、肾俞、志室（图4-3，图4-4）。

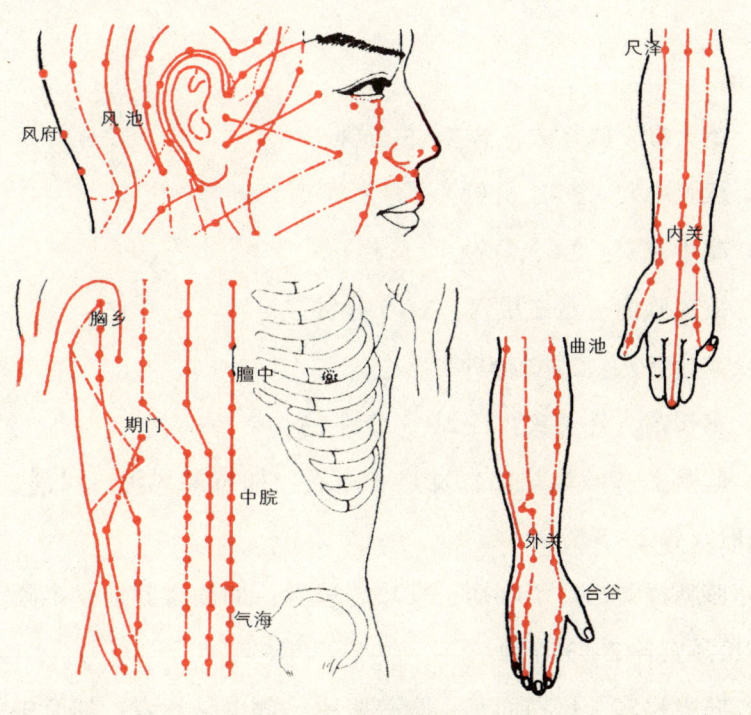

图4-3 支气管炎的取穴（一）

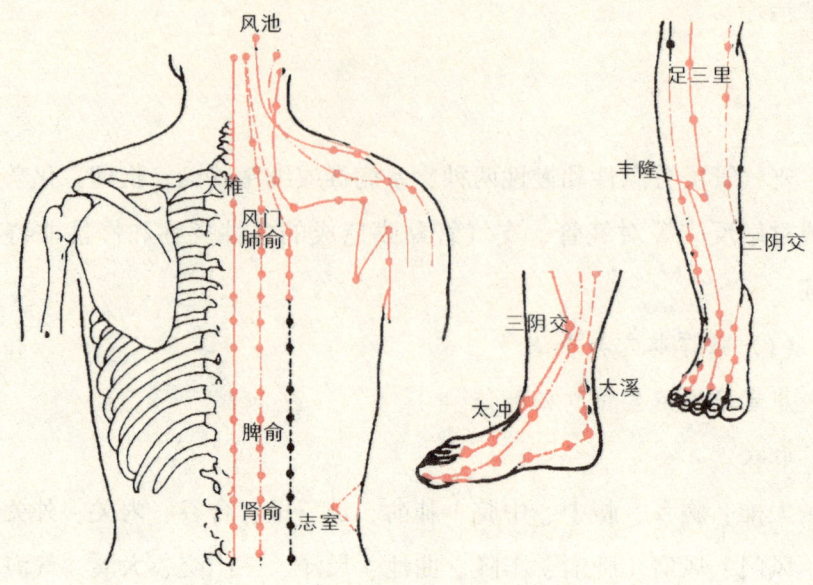

图 4-4 支气管炎的取穴（二）

手法

1）擦大椎、胸乡穴：各 3~5 分钟。

2）揉膻中穴：2~3 分钟。

3）摩中脘穴：2~3 分钟。

4）按揉肺俞、足三里穴：3~5 分钟。

5）拿合谷穴：2~3 分钟。

6）拿按内、外关穴：各 2~3 分钟。

7）起病急、咳嗽痰白，发热恶寒者：加按揉风池、尺泽、风门，点按风府穴各 2~3 分钟。

8）咳嗽痰黄，口干咽痛，发热恶风者：加按揉脾俞、丰隆，拿按曲池、尺泽穴各 2~3 分钟。

9）咳嗽痰多，痰白而黏，胸脘胀闷，食少易疲者：加摩中脘，按揉脾俞、丰隆、三阴交穴各 2~3 分钟。

10）年老、体弱、久病、咳嗽反复发作，怕冷自汗，劳累后或夜间加重，气短、气喘者：加按揉肺俞、脾俞、三阴交、太溪，揉：气海，揉擦肾俞、志室各2~3分钟。

11）患者自行搓法：两脚平行站立，一肩宽。双手伸直搓手50下，用双手掌根部紧贴额部两侧的发际，从上至下搓到下颌部，由下颌搓到两耳，用食指、中指夹住耳郭搓50下，用拇指、食指指腹按摩耳垂50下，轻轻向外拉。双手回搓至额部，回搓至下颌、耳垂，重复10下。每天2~3次，长期坚持，效果颇佳。

(2) 注意事项

注意保暖，防止感冒。避免接触有刺激性的气体和灰尘。

3. 咽炎

咽炎为咽部黏膜、黏膜下及淋巴组织的炎症病变。根据起病和病程情况分为急性和慢性两种。急性咽炎常为上呼吸道感染的一部分，以咽部干燥、灼热、疼痛为主要特征。慢性咽炎好发于中年人，多数由急性咽炎反复发作转变而成。咽炎症状主要表现为咽部红肿疼痛，吞咽不利，伴干咳，声音嘶哑，头疼，或咽部微痛，干燥不适，灼热，有异物感。

(1) 按摩取穴与手法

患者取坐位。

取穴

大椎、少商、人迎、天突、曲骨（图4-5）。

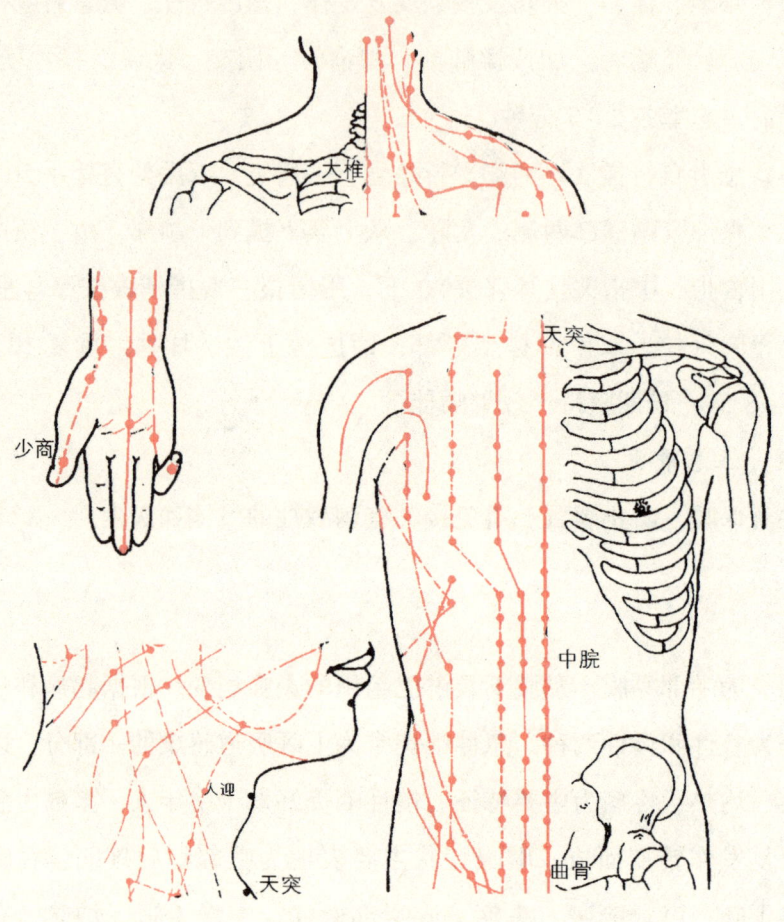

图 4-5 咽炎的取穴

手法

1）掐揉大椎穴：以拇指的指尖掐揉大椎穴 2～3 分钟。

2）揪大椎穴：用屈曲的食指、中指，或者屈曲的食指、拇指张开呈钳形，挟住大椎穴处的皮肉，拉起后放下，局部用清水醮一醮，保持湿润，把局部皮肤揪成紫红色。

3）掐少商穴：用拇指的指甲分别重掐两侧的少商穴，用左拇指掐右侧的少商，右拇指掐左侧的少商，每个穴位重掐 30 秒，其时患者不停地做吞咽动作。

4）揪喉结处肌肉：以食指、中指呈钳形，挟住喉结处的肌肉，一拉一放，局部蘸一些清水，时间为3分钟。

5）掌摩人迎穴：把掌根平伏在两侧的人迎穴上，着力应均匀，按顺时针方向摩动，从轻至重，从慢至快，时间为3~5分钟。

6）抹擦任、督两脉：把手掌伸直，掌面紧贴住皮肤，由天突穴抹擦到曲骨穴，背部由大椎穴抹擦到骶尾部，反复抹擦任、督两脉各9次。

(2) 注意事项

忌抽烟、饮酒，不要过食辛辣有刺激性的食物。平时宜多食新鲜蔬菜、水果等富含维生素的食物。

4. 哮喘

哮喘以呼吸急促，喘鸣有声，甚至张口抬肩，难以平卧为特征。哮有宿根，为一种经常发作性的病证；喘则多并发于各种急、慢性疾病中。哮必兼喘，故一般多哮喘并称。哮喘按中医学有实症、虚症之分。

(1) 按摩取穴与手法

患者分别取坐位和仰卧位及俯卧位。

取穴

风府、风池、肩井、膻中、曲池、合谷、大椎、定喘、肺俞、天突、足三里、丰隆、心俞、中府、风门、脾俞、期门、肝俞、阳陵泉、太冲、膈俞、太渊、太溪、肾俞、命门（图4-6，图4-7）。

手法

1）点按风池穴：以大拇指、食指置于两侧风池穴，另一手扶住头部，向上前方同时用力点按3分钟。

2）拿肩井穴：拿两侧肩井5分钟。

3）按揉膻中穴：3分钟。

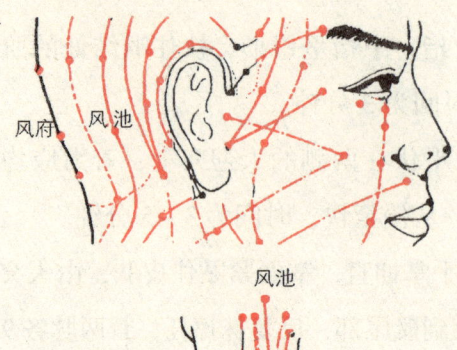
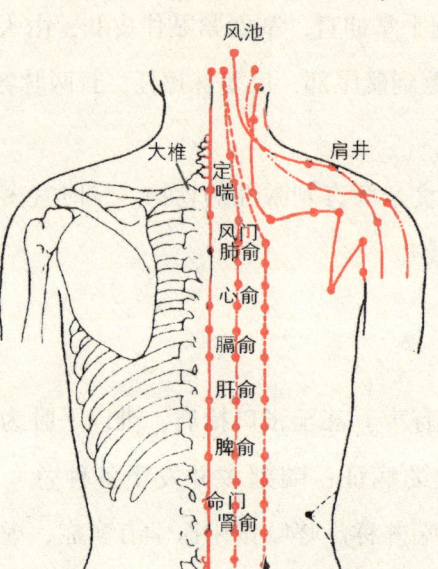
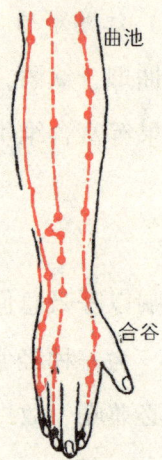

图 4-6　哮喘的取穴（一）

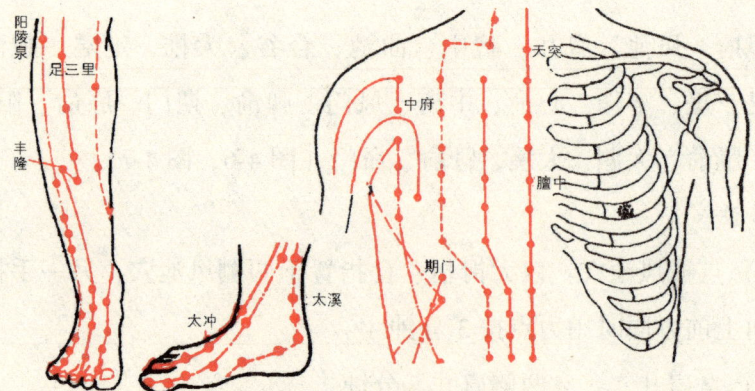

图 4-7　哮喘的取穴（二）

4）直擦胸骨上方：以一手全掌置于胸骨上方，向外下方直擦，可单侧亦可双侧同时进行，往返10遍。

5）直擦上肢外侧前缘阳明经：往返10遍。

6）点按曲池、合谷穴：各3分钟。

7）揉、按、擦背部第3胸椎部位：5分钟。

8）横擦大椎、定喘、肺俞穴：各2分钟，以发热为度。

9）直擦肩背部，腰骶部：从大椎穴到腰骶部督脉部位，往返擦10遍。

10）风寒袭肺型：宜加拿风池2~3分钟；按揉中府穴2~3分钟；多平推两侧前臂掌侧，以五指挠背部督脉及膀胱经，以微汗为度。

11）风热犯肺型：宜加按揉大椎、风门穴各2~3分钟；拿风池穴3~5分钟；直擦背部膀胱经30~50次。

12）痰浊阻肺型：宜加按揉丰隆、足三里各3~5分钟；按揉脾俞、天突穴各2~3分钟。

13）气郁伤肺型：宜加按揉期门、肝俞、阳陵泉、太冲穴各2~3分钟；搓揉两胁3~5分钟。

14）肺气虚损型：宜重点横推上胸部及背部，点按揉肺俞、膈俞穴；加按揉太渊、太溪两穴各2~3分钟。

15）肾虚损肺型：宜重点平推腰骶部，加按揉肾俞、命门、太溪各穴。

(2) 注意事项

预防风寒，不要着凉。忌烟酒、油腻以及酸辣等刺激性食物。

二、消化系统

1. 消化不良

脾胃功能减弱，不能消化日进所食称为消化不良。此病一般多因肝郁气滞，饮食不节所致，如暴饮暴食，时饱时饥，偏食辛辣、过冷之物，日久损伤脾胃；也有久病体弱，营养不良，致使脾胃消化功能减弱。

消化不良的症状主要表现为胸膈满闷，两胁胀痛；腹胀肠鸣，胃脘隐痛，吞酸嗳气，食欲不振；失眠，头晕，精神不振，肢冷无力；大便时秘时溏，腹部胀满，肠鸣音强，面色萎黄。实证为舌红苔黄腻，脉弦数，腹部拒按；虚证为舌淡苔薄，脉细，腹部喜按。

(1) 按摩取穴与手法

患者取俯卧位。

取穴

肝俞、脾俞、胃俞、膈俞、天枢、支沟、印堂、囟会、内关、足三里、期门、章门（图4-8）。

手法

1) 揉按肩、背、腰骶部：从肩、背部向下至腰骶部按揉3~5遍，重点按揉肝俞、脾俞、胃俞、膈俞穴，各1~2分钟。

2) 点揉内关、足三里、期门、章门穴：每穴1~2分钟。

3) 横、直、斜摩腹部：3分钟左右。

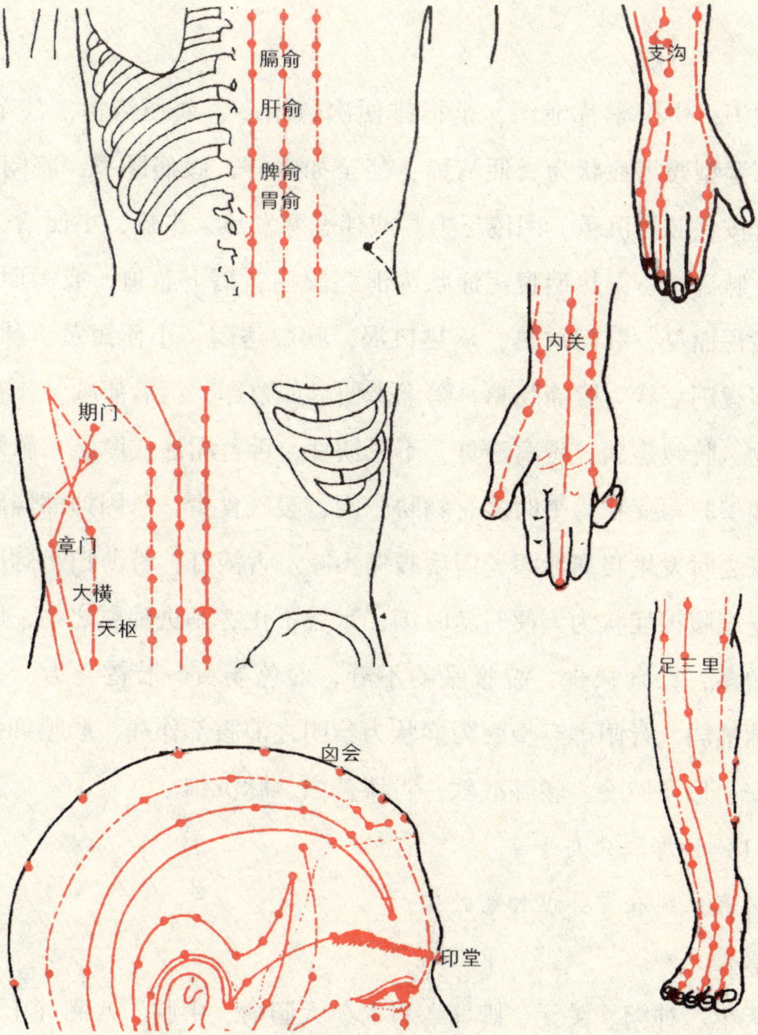

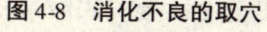

图 4-8 消化不良的取穴

4）腹泻者：重点按、摩天枢穴 2 分钟。

5）便秘者：重点按摩支沟穴 2 分钟。

6）头晕者：重点按摩印堂、囟会穴，每穴 2 分钟。

（2）注意事项

保持心情舒畅，驱除烦恼、焦躁。饮食有节，多食易于消化的食物。

2. 腹泻

腹泻，中医学称泄泻，是指排便次数增多，粪便清稀，甚至如水样。寒湿型腹泻症状为粪便清稀，甚至如水样，腹痛肠鸣，脘闷食少，喜暖喜按，肢体沉重，困倦乏力。或伴恶寒发热，头痛，小便清，白苔白腻，脉濡缓。湿热型腹泻症状为泄泻腹痛，泻下急迫，或泻而不爽，粪色黄褐而臭，肛门灼热，烦热口渴，胸脘痞闷，小便短黄，脉滑数。伤食型腹泻症状为腹痛肠鸣，泻下粪便臭如败卵，泻后痛减，伴有不消化之物，脘腹痞满，嗳腐酸臭，不思饮食，舌苔垢浊或厚腻，脉滑。肝脾不和型腹泻症状为平时多有胸胁胀闷，嗳气食少，每因抑郁恼怒或情绪紧张之时发生腹痛泄泻，泻后腹痛不减。舌淡红，苔薄白，脉弦。脾胃虚弱型腹泻症状为大便时溏时泻，水谷不化，稍进油腻之物，则大便次数增多，饮食减少，脘腹胀闷不舒，面色萎黄，肢倦乏力，舌淡苔白，脉细弱。肾阳虚衰型腹泻症状为黎明之前腹部作痛，肠鸣即泻，泻后则安，形寒肢冷，腰膝酸软，舌淡苔白，脉沉细。

（1）按摩取穴与手法

患者分别取仰卧位和俯卧位。

取穴

天枢、神阙、关元、脾俞、胃俞、大肠俞、中脘、八髎（上髎、次髎、中髎、下髎）、足三里、上巨虚、阴陵泉、百会（图4-9）。

手法

1）按揉足三里、上巨虚穴：以拇指按揉各2-3分钟。

2）以掌摩腹：3~5分钟。

3）推中脘穴：3~5分钟。

4）推或按揉两侧大肠俞穴各：2~3分钟。

5）对寒湿型腹泻：宜加掌振脐部2~3分钟；按揉阴陵泉2~3分

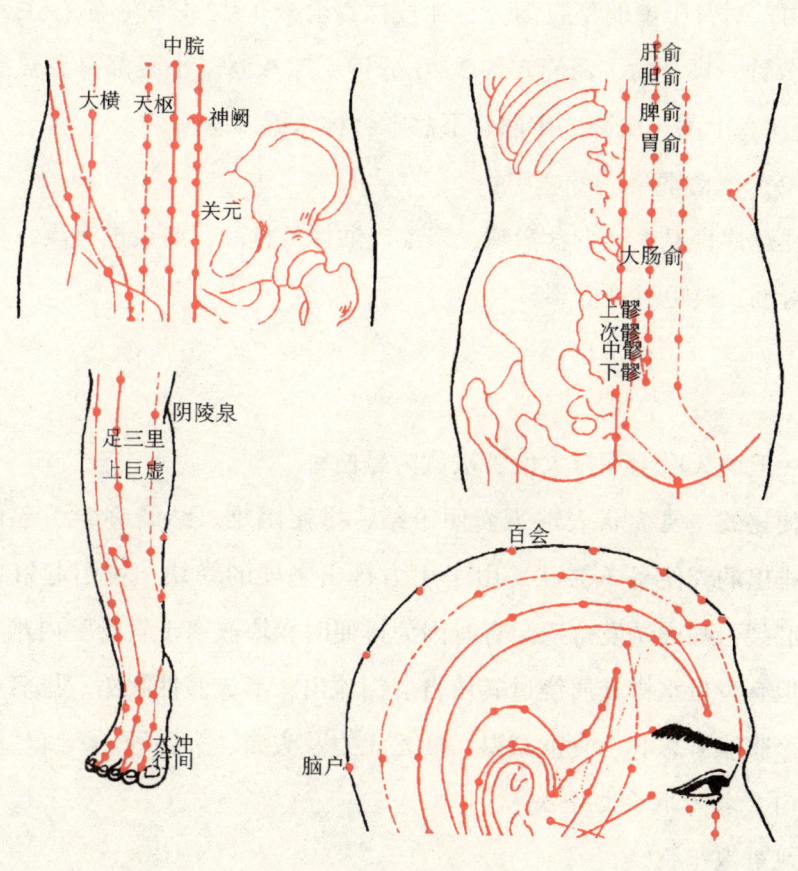

图 4-9 腹泻的取穴

钟；以掌小鱼际擦腰骶部，以热透腹部为宜。

6) 对湿热型腹泻：宜加分推中脘穴 30~50 次；捏拿天枢穴 3~5 次；指振神阙穴 2~3 分钟；按揉阴陵泉穴 2~3 分钟。

7) 对伤食型腹泻：宜顺时针摩腹；分推上脘至下脘 30~50 次；捏脊 5~7 遍。

8) 对肝脾不和型腹泻：宜加搓摩两胁肋 1~2 分钟；按揉阴陵泉、太冲、行间穴各 1~2 分钟；膊运肝俞、胆俞、脾俞 3~5 分钟。

9) 对脾胃虚弱型腹泻：宜加一指禅推中脘穴 2~3 分钟；掌振中脘穴 3~5 分钟；按揉脾俞、胃俞各 2~3 分钟；捏脊 3~5 遍。

10）对肾阳虚弱型腹泻：宜加按揉百会穴1~2分钟；掌振关元穴3~5分钟；揉肾俞、命门穴各2~3分钟；擦八髎以小腹部有温热感为宜。（注：上髎、次髎、中髎、下髎穴合称八髎穴。）

（2）注意事项

注意饮食卫生，少食辛辣、寒凉、油炸类食品，要饥饱有度。保持心情舒畅，避免过度劳累。

3. 便秘

一般两天以上不排大便者被认为是便秘。

便秘的主要症状表现为粪便干结、排便困难。结肠痉挛引起便秘时，排出的粪便呈羊粪状。由于用力排出坚硬的粪块，可引起肛门疼痛、肛裂，甚或诱发痔疮。有时因为排便时粪块嵌塞于直肠腔内难于排出，但有少量水样粪质绕过粪块自肛门流出，形成假性腹泻。患者可有腹痛、腹胀、恶心、食欲减退、疲乏无力及头痛、头昏等。

（1）按摩取穴与手法

患者取坐位。

取穴

天枢、水道、大横、合谷、承山、丰隆、脾俞、胃俞、肾俞、足三里、手三里、支沟、太冲、内庭、大椎、少府、关元、三阴交、章门、阳陵泉、阴陵泉、气海、志室（图4-10）。

手法

1）摩腹：顺时针，即自左上腹→脐→小腹→右下腹→右上腹→左上腹→左下腹，摩5~8分钟。

2）点揉天枢、水道、大横穴：以拇指或食中两指点揉，各2~3分钟。

3）推按降结肠：若在左下腹部摸到有粪块，可向下方用力推按，

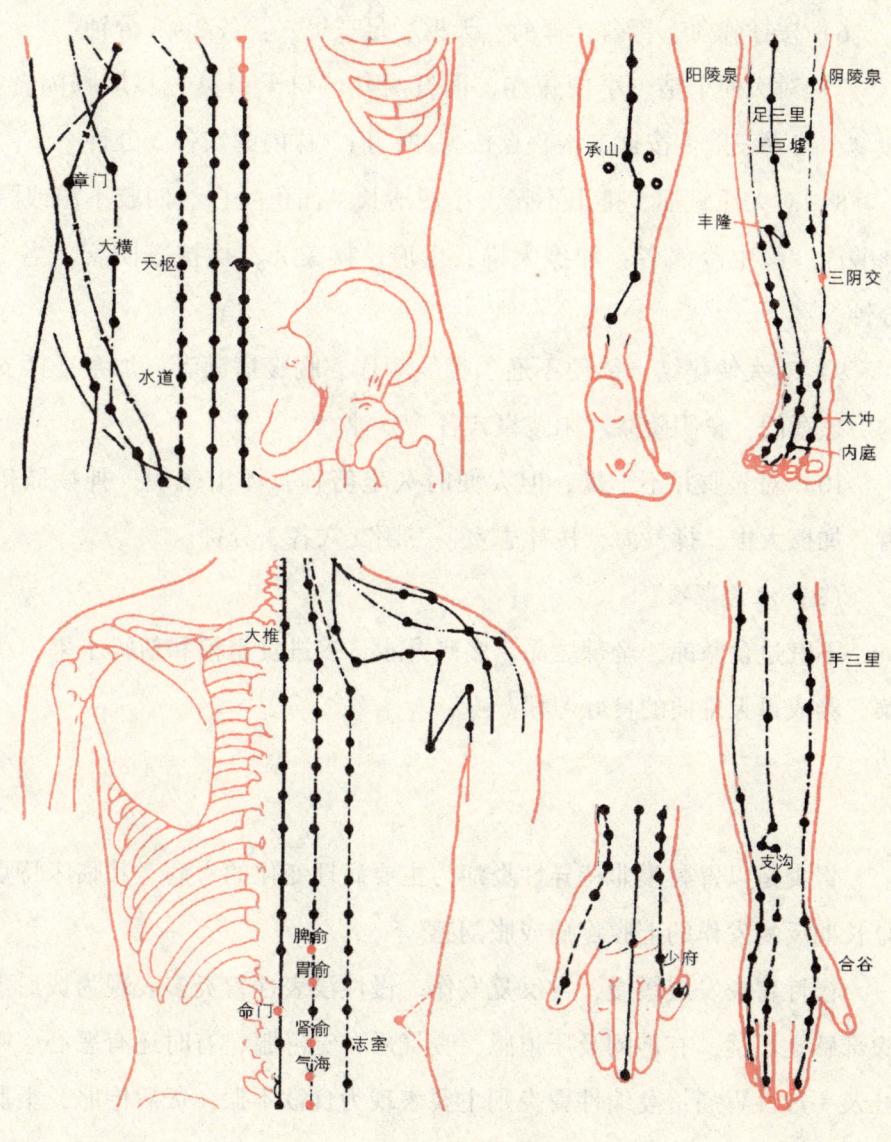

图 4-10 便秘的取穴

若能听到肠鸣音为最佳。

4）直擦腰骶：在腰骶部做上下的快速擦动以透热为度，促进粪块排出。

5）拿合谷、承山、丰隆穴：各2分钟。

6）按揉脾俞、胃俞、肾俞、天枢、足三里穴：各2~3分钟。

7）对大便干结、小便短赤、面红身热、口干口臭、心烦胸闷者：加拿、按手三里，按揉支沟，点按太冲，掐、揉内庭穴各3分钟。

8）对大便坚涩、排出不畅、小便清长、面色㿠白、四肢不温或腰膝酸冷、腹中冷痛者：加擦大椎、少府，揉关元，揉按三阴交穴各3分钟。

9）对大便秘结、欲便不通、嗳气频作、胸腹痞满者：加拿、揉支沟，擦章门，拿阴陵泉、阳陵泉穴各3分钟。

10）对粪质并不干燥，但大便时久坐努挣，汗出气短，神疲肢倦者：加擦大椎，揉气海，按揉志室、三阴交穴各3分钟。

(2) 注意事项

不宜过食寒凉、辛辣之品。多喝开水，多进食粗粮和新鲜水果、蔬菜。养成每天排便的良好习惯。

4. 胃炎

胃炎是以胃黏膜非特异性炎症为主要病理变化的胃病。其临床特点是长期反复发作的上腹疼痛或胀闷感。

慢性胃炎发展缓慢，常反复发作。慢性浅表性胃炎多表现为饭后上腹部感觉不适，有饱闷及压迫感，嗳气后自觉舒服，有时还有恶心、呕吐及一过性胃痛；萎缩性胃炎则主要表现为食欲不振，饭后饱胀，上腹部钝痛以及贫血、消瘦、疲倦和腹泻等全身虚弱症状；肥厚性胃炎有反酸症状。

(1) 按摩取穴与手法

患者分别取仰卧位、俯卧位、侧卧位和坐位。

取穴

中脘、上脘、气海、足三里、脾俞、胃俞、手三里、内关、合谷、肩井、阳陵泉、阴陵泉、章门、太冲、大椎（图4-11）。

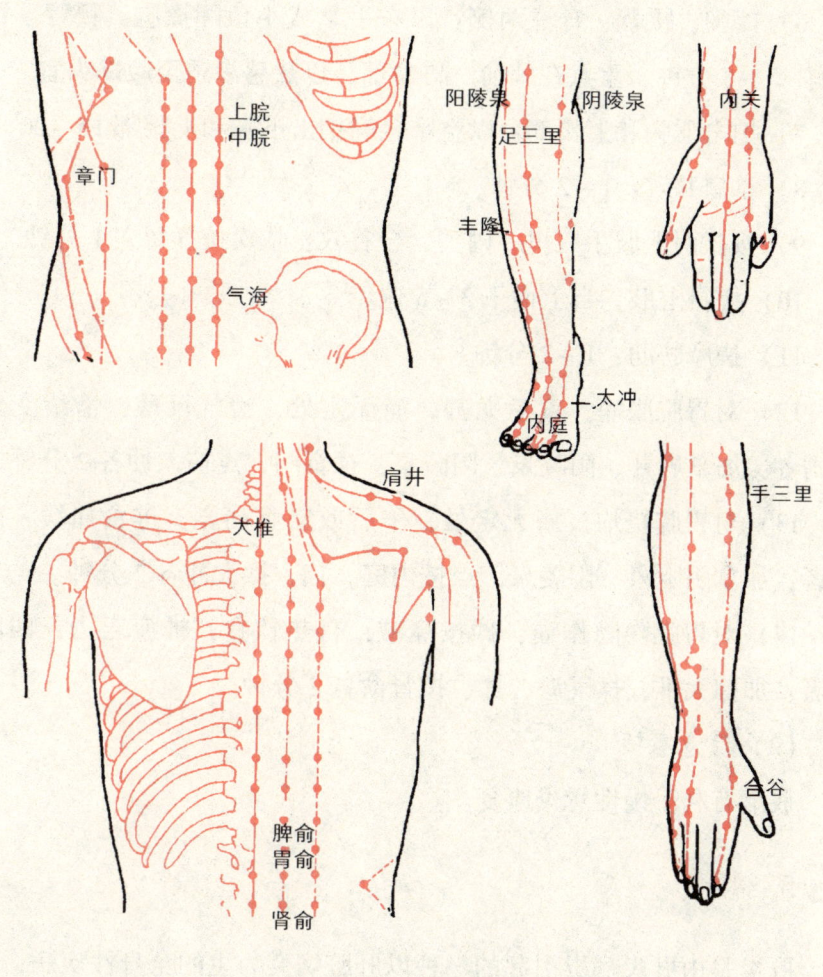

图4-11 胃炎的取穴

手法

1）推中脘、上脘穴：自中脘穴向上脘穴缓慢推3～5分钟。

2）振中脘穴：以中指振法振中脘穴3～5分钟。

3）按揉气海穴：以拇指或中指按揉2～3分钟。

4）按揉足三里穴：以拇指按揉3～5分钟。

5）行斜扳法：患者侧卧，按摩者以胃俞穴相应棘突或其上下有压痛点的棘突为扭转中心行斜扳法，左右各1次。

6）擦胸、腰背、脊柱两侧：以右手掌或小鱼际擦胸、腰背、脊柱两侧，3~5分钟，重点在脾俞、胃俞部，以热感渗透至腹部为宜。

7）拍击下胸和上腰部：以空掌轻轻拍击下胸和上腰部15~20下。

8）拿肩井穴：1~2分钟。

9）按揉两上肢手三里、内关、合谷穴：依次按揉每穴1分钟。

10）搓抖上肢：自上而下3~5遍。

11）搓摩胁肋：1~2分钟。

12）对胃脘胀痛、食后尤甚，痛无定处，嗳气反酸，情绪变化常加剧者：加拿肩井、阴陵泉、阳陵泉，揉章门，点按太冲各2分钟。

13）对胃脘烧灼，痛无定处，午后或空腹痛剧，进食痛缓，或吐血者：加拿阴陵泉、阳陵泉，点按内庭，掐、揉太冲各2分钟。

14）对胃脘隐隐作痛，揉按痛减，喜热饮食，神疲乏力，四肢不温者：加擦大椎，揉气海，揉、按肾俞各2分钟。

(2) 注意事项

戒烟有利于慢性胃炎康复。

5. 肝炎

肝炎是由肝炎病毒引起的一种以肝脏病变为主的全身性疾病，主要的传播途径为食物，经口传染。其次，也可由母婴、医源性、输血及血制品等而传染。目前已知有甲型、乙型、丙型、丁型、戊型五种病毒性肝炎，以甲、乙型为常见。根据病情又分为慢性迁延性肝炎与慢性活动性肝炎两种。前者程度较轻，经常出现疲倦、纳呆、腹胀、肝功能可有轻度或反复损害。后者则伴有乏力、食欲不振、腹胀、便溏、肝区痛，后期可引起脂肪肝或肝肿大。

(1) 按摩取穴与手法

患者分别取仰卧位和坐位。

取穴

乳根、梁门、章门、期门、太冲、曲池、外关、合谷、足三里、阳陵泉、支沟、三阴交、内庭、丘墟、膻中、血海、悬钟、印堂、太阳、肾俞、志室、太溪（图4-12）。

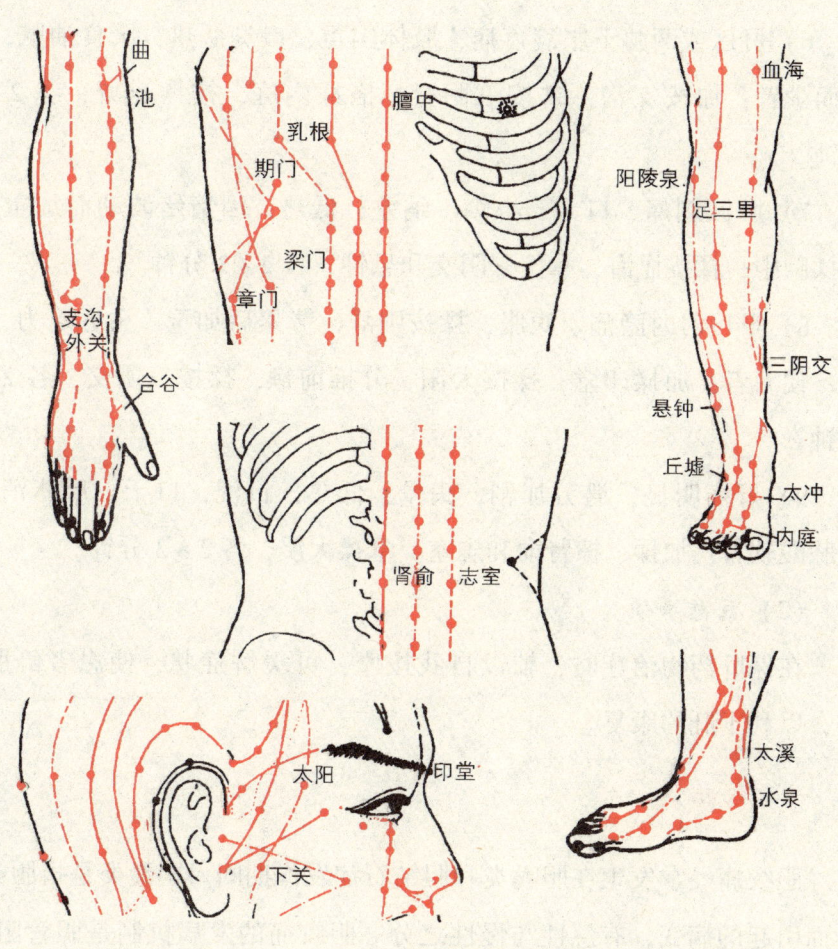

图4-12 肝炎的取穴

手法

1）摩肝区：在肝区部位（大约右下胸和右上腹）用掌根自上至

下，按顺时针方向慢慢摩动。摩时用力不宜过大，以所摩部位有热感为宜。每次4分钟。每天早晚各1次。

2）点揉按乳根、梁门、章门、期门穴：每穴2～3分钟。

3）揉太冲穴：各约2分钟。

4）按揉曲池、外关、合谷穴：各2～3分钟。

5）按揉足三里、阳陵泉穴：各2～3分钟。

6）肝区或两胁下胀满疼痛，肢体困重，口臭低热，厌食油腻，尿黄而少者：加按支沟，拿按三阴交，掐揉内庭，按揉丘墟，各2～3分钟。

7）肝区刺痛、口干、心烦、纳差、低热，因情绪波动而加重者：加揉膻中，揉按血海，拿按三阴交和悬钟，各2～3分钟。

8）肝区时时隐痛、腹胀，揉按则舒，劳累后加重，头昏乏力，食少，便溏者：加揉印堂，揉按太阳，分推前额，揉按三阴交，各2～3分钟。

9）肝痛明显，遇劳加剧，头晕，低热，目涩，口干，形体消瘦，腰膝酸软者：加揉、擦肾俞和志室，拿揉太溪，各2～3分钟。

(2) 注意事项

在保肝药物治疗时，辅以自我按摩，可缓解症状，使患者舒服畅快，以利于肝的康复。

6. 胆绞痛

胆绞痛经常发生在胆囊炎和胆结石症发作期间。胆囊炎是指胆囊感染而引起的病变，有急性与慢性之分。胆绞痛的发病机制是胆管阻塞，胆汁排泄不畅，致使胆汁瘀积，胆管壁痉挛而发生剧烈疼痛。胆管长期阻塞，又会促使胆囊结石的生成，胆囊结石又可使胆管阻塞加重，促使胆绞痛发作。

(1) 按摩取穴与手法

患者分别取仰卧位和俯卧位。

取穴

胆囊穴、胆俞、肝俞、膈俞、章门、期门、三阴交、阴陵泉、太冲、血海、太溪（图4-13）。

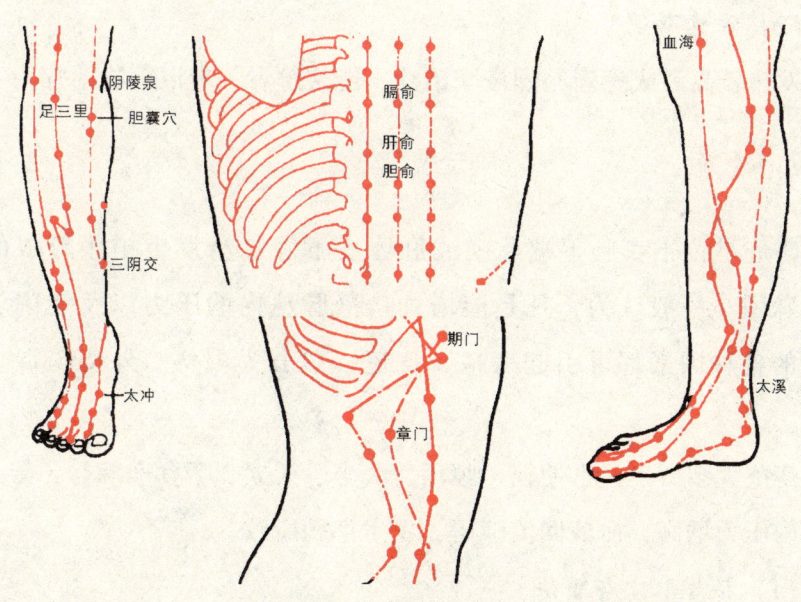

图4-13 胆绞痛的取穴

手法

1）点按背部压痛点：用点法或按法在背部压痛点（第7胸椎至第9胸椎右侧）重刺激2~3分钟。

2）点按胆囊穴：用点、按法重刺激2~3分钟。

3）擦背部膀胱经循行路线部位：沿背部两侧膀胱循行部位擦6分钟。

4）按胆俞、肝俞、膈俞穴：2分钟。

5）擦背部膀胱经：2~3分钟，以透热为度。

6）擦两侧胁肋部：2~3分钟，以微微透热为度。

7）按、揉两侧章门、期门穴：各 2 分钟，以酸胀为度。

8）肝胆湿热型：点三阴交、阴陵泉、太冲穴各 2 分钟。

9）气滞血瘀型：揉按血海、三阴交穴各 2 分钟。

10）肝阴不足型：揉按太溪、三阴交穴各 2 分钟。

11）肝郁脾虚型：摩腹 5 分钟，以透热为度。

（2）注意事项

发热较高者或疼痛剧烈按摩治疗不能缓解者，应以药物治疗为主。

7. 痔疮

痔疮是位于直肠下端黏膜或肛管皮下静脉丛发生扩张形成的柔软静脉团。一般认为，凡是能增加痔静脉丛内的压力以及能削弱静脉壁的各种因素都可引起痔疮。痔疮一般分为内痔、外痔与混合痔三种。

痔疮大多由于经常便秘、腹泻、久坐、久立、嗜食辛辣等，导致痔静脉内压力增高，血液回流障碍，发生郁积所致。

（1）按摩取穴与手法

患者分别取仰卧位、俯卧位和坐位及盘膝坐位。

取穴

长强、肾俞、八髎（即上髎、次髎、中髎、下髎）、承山（图 4-14）。

手法

1）揉肛周：患者先把肛门洗净，取仰卧位，下肢屈曲，把手掌放在臀部一侧，中指微屈，用指尖抵按肛门周围，顺时针方向揉按肛门 1 圈，稍微用力左右不停移动带动肛门周围的皮下组织，连续按揉 50 圈。

2）按长强穴：患者取俯卧位，中指尖按在长强穴处，逐渐加力按揉，方向应向尾骨。等肛门周围有感觉的时候，再逐渐放松，这样反复

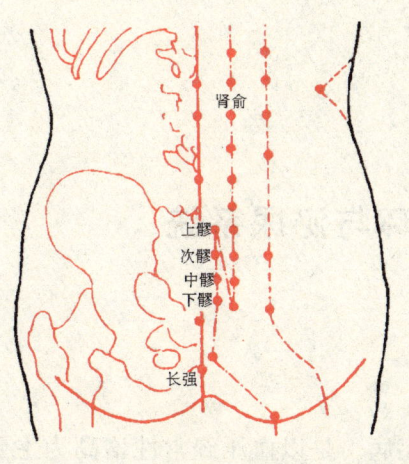 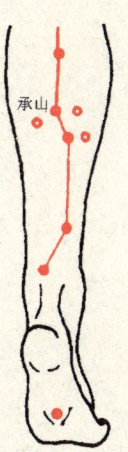

图 4-14 痔疮的取穴

15 遍。用力不能过大、过急。

3）摩下腹：患者取仰卧位，把右手掌放在下腹部，左手放在右手背上，用腕部连同前臂作缓慢而协调的环形旋转抚摩，频率为每分钟 100 次，按摩时间为 2 分钟。

4）叩腰骶：患者取坐位，双手握拳，用拳背的四指指掌关节轻叩腰骶部，由肾俞穴至下髎穴，从轻至重，特别在八髎穴方位上用力叩，使局部感到酸胀，按摩时间为 2 分钟。

5）按承山穴：患者取盘膝坐位，用双手拇指的指腹按在两侧承山穴上，力量从轻至重，按摩 2 分钟，使患者的小腿后侧产生酸胀感。

(2) 注意事项

避免劳累、负重久站。多吃新鲜水果、蔬菜，保持大便通畅。

三、循环与泌尿系统

1. 高血压

高血压是一种常见的慢性疾病,是以血压经常性增高为主要表现的一种疾病,晚期可导致心、肾、脑等器官病变。

高血压的发病原因目前还不很明确,一般认为与大脑皮质的功能失调有一定联系。中医学认为其发病原因是由于精神因素、饮食不节、内伤虚损等引起肝阳上亢、痰浊上扰、肾阴不足等变化而导致发生高血压。

(1) 按摩取穴与手法

患者取仰卧位。

取穴

印堂、神庭、太阳、脑户、涌泉、风池、曲池、肩井(图4-15)。

手法

1)抹印堂至神庭穴:以两手拇指自印堂抹至神庭,其余手指置于头顶两侧,反复做10~20次。

2)推前额至太阳穴:以两手拇指桡侧缘,自前额中线向两侧推至太阳并在太阳穴处点揉,反复做10~20次。

3)梳头部:两手十指屈曲,从前至后做梳头动作,20~30次。

4)按揉脑户穴:以中指用力按揉该穴3~5分钟。

5)摩腹部:以掌摩腹部5分钟,摩动的方向以顺时针为宜。

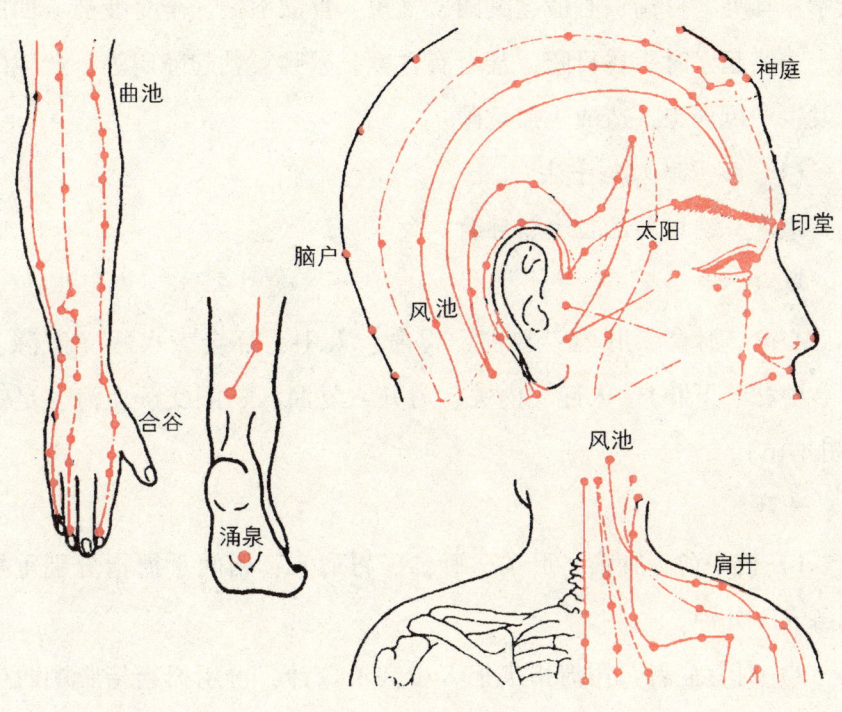

图 4-15 高血压的取穴

6）擦涌泉：以大鱼际着力，擦两脚涌泉穴，各 2～3 分钟。

7）拿风池、曲池穴：各 3 分钟。

8）拿肩井穴：5 分钟。

（2）注意事项

按摩手法要轻柔，否则将引起血压反跳性升高。按摩疗法适用于缓进型的 I 期和 II 期高血压患者，急进期和 III 期高血压患者，尤其是高血压脑病者，要以药物治疗为主。

2. 低血压

凡动脉血压低于正常，其诊断标准为成人收缩压低于 80 毫米汞柱，舒张压低于 60 毫米汞柱即称为"低血压"。低血压症状主要为头痛、眩晕、耳鸣、目糊、心慌、胸闷、气短、食欲不振、全身疲劳、四肢发冷，突然起立时头昏目眩，甚至有昏厥、尿频、勃起障碍等，严重时可以发生中风现象，造成生命危险。

(1) 按摩取穴与手法

患者分别取仰卧位和俯卧位。

取穴

心俞、肺俞、肝俞、脾俞、胃俞、人中、百会、八髎（上髎、次髎、中髎、下髎）、人迎、内关、肩井、复溜、三阴交、血海、足三里（图4-16）。

手法

1）按心俞、肺俞、肝俞、脾俞、胃俞穴：用两手拇指分别重按两侧各穴3分钟。

2）对急症者：用拇指尖掐人中穴1分钟，再用拇指指腹顺时针揉百会100下。

3）揉八髎穴：用右手掌部顺时针方向揉3分钟。

4）按人迎穴：用拇指、食指分别按颈部两侧的人迎穴3分钟。

5）按摩内关穴：用两手拇指按摩两侧内关穴3分钟。

6）拿肩井穴：用双手拇指按摩两侧肩井穴3分钟，一边按一边询问患者的感觉，以头不晕为宜。

7）按复溜、三阴交穴：用两手拇指分别推按两侧的复溜、三阴交穴各3分钟。

8）按摩血海、足三里穴：按摩两侧血海、足三里各3分钟。

(2) 注意事项

加强营养，多吃些高蛋白质食物，如蛋、肉、鱼、牛奶等。戒烟限酒，讲究健康生活方式。

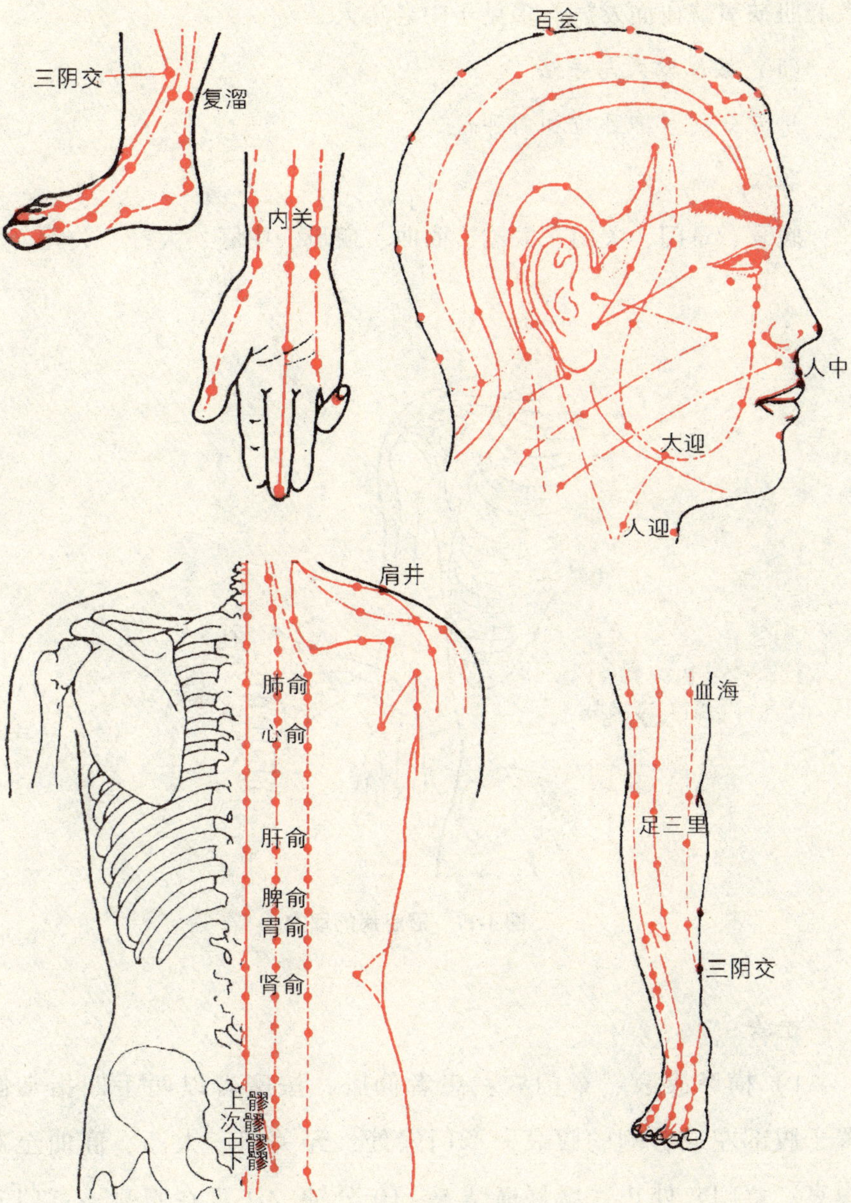

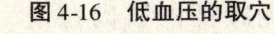

图 4-16　低血压的取穴

3. 冠心病

冠心病全称冠状动脉粥样硬化性心脏病，由于冠状动脉粥样硬化导致心肌缺氧缺血而发病。多见于中老年人。

（1）按摩取穴与手法

患者分别取仰卧位和俯卧位。

取穴

腹哀、章门、关门、太乙、商曲、璇玑、中庭、大杼、关元（图4-17）。

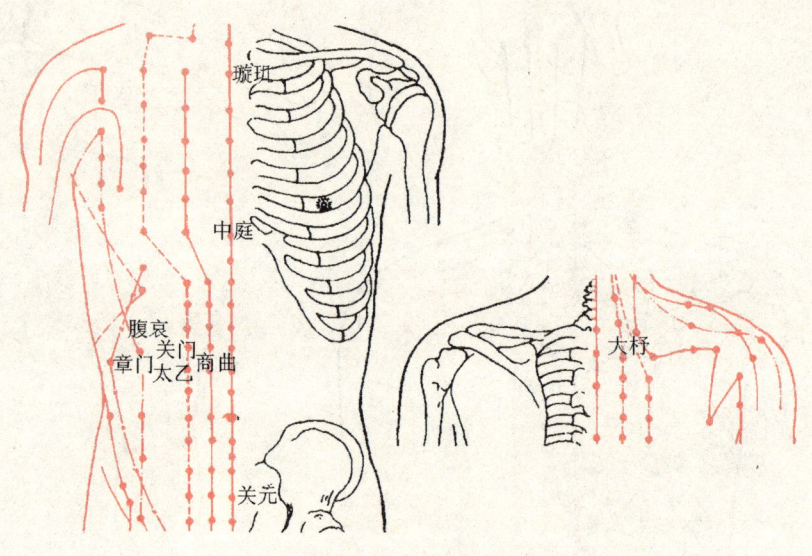

图4-17 冠心病的取穴

手法

1）横摩腹哀、章门穴：患者仰卧，按摩者以两手四指掌侧并置于腹部左或右侧的腹哀、章门穴处，经关门、太乙、商曲至对侧腹哀、章门穴处止，反复横摩5～10分钟。注意在腹哀、章门穴处用力应稍大，可轻轻将侧腹部的肌肉拉起，至腹中部时用力应缓而小。

2）点按璇玑穴至中庭穴：患者仰卧，按摩者以两手四指并置于胸骨上璇玑穴处，逐步向下点按，至中庭穴止，反复操作5～10

分钟。注意点按时应在患者呼气时着力,两手用力应均匀。

3)拿提背部、腰部、腰骶部:患者俯卧,按摩者以两手拇指置脊柱一侧的内缘,其余四指掌侧置其外侧,自背部上方大杼穴平高处,自上向下拿提背部及腰部肌肉至腰骶部的关元穴止,反复操作5~10次。注意拿提时应将肌肉拿紧,向上提时应将肌肉提起,根据需要可拿提一侧腰背肌肉或左右交替拿提。

(2)注意事项

调摄精神,心平气和,情绪愉快,避免激动。控制饮食,每餐七分饱,素食为主,少吃或不吃高脂肪、高胆固醇、高糖食物。

4. 肾炎

肾炎全称为原发性肾小球肾炎,是溶血性链球菌感染后引起的一种变态反应性疾病。一般分急性肾炎(中医称阳水)和慢性肾炎(中医称阴水)。急性肾炎多见于儿童和青壮年人,慢性肾炎多见于成年人。

肾炎发病原因甚多,病机复杂,主要是肺、脾、肾三脏的气化功能失调,导致水液潴留过量而发生水肿。慢性肾炎多由急性肾炎失治或治疗不当转化而成,常反复发作,病情比较复杂,可持续数月至数年。

(1)按摩取穴与手法

患者分别取仰卧位和俯卧位、坐位。

取穴

大椎、肺俞、脾俞、肾俞、志室、三焦俞、合谷、曲池、中脘、神阙、关元、阴陵泉、阳陵泉、足三里、三阴交、太溪(图4-18)。

手法

1)揉大椎、肺俞穴:各3分钟。

2)摩脾俞、肾俞、志室、三焦俞穴:各3分钟。

3)揉合谷、曲池、中脘、神阙、关元穴:各3分钟。

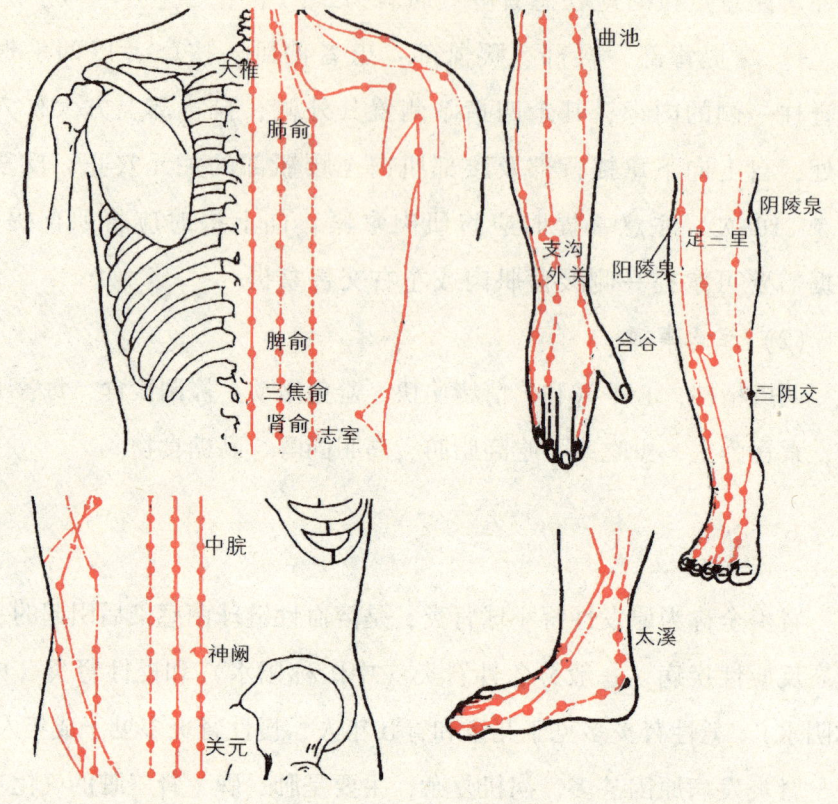

图 4-18　肾炎的取穴

4）揉阴陵泉、阳陵泉、足三里、三阴交、太溪穴：各 3 分钟。

5）分推腰部：患者取俯卧位，按摩者两手掌根置于腰部脊柱正中，然后用力向两侧推去，反复分推 5 分钟。

6）横擦腰骶部：患者取坐位，按摩者用掌根抵住一侧髂后上嵴，用力快速地向对侧擦去，反复擦 5 分钟，以有灼热感为宜。

（2）注意事项

宜卧床休养，避免风寒及劳累，积极治疗慢性咽喉炎、中耳炎等感染病灶，以减少发作及恶化的诱因。低盐饮食，忌食油腻腥发咸寒之品。

5. 膀胱炎

膀胱炎是尿路感染的病症之一，可由细菌经尿道而上或由肾脏下行侵入膀胱而引起。前列腺增生、膀胱结石、肿瘤等因素均可诱发本病。

膀胱炎常见于女性，尤其多见于新婚期和妊娠期。

（1）按摩取穴与手法

患者取仰卧位。

取穴

中极、涌泉（图4-19）。

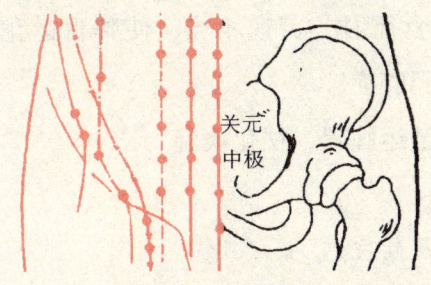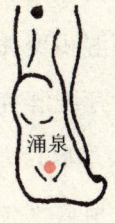

图4-19　膀胱炎的取穴

手法

1）按压中极穴：按压穴位的同时，患者缓缓吐气，反复20次。

2）按摩涌泉穴：按摩穴位的同时，患者缓缓吐气，反复20次。

（2）注意事项

按摩治疗膀胱炎应有耐性，持之以恒方能奏效。注意腰部、脚部保暖，勿使受凉。讲究卫生，经常换洗内裤。

四、内分泌系统

1. 肥胖症

肥胖症多是由于摄食热量超过消耗量而造成体内脂肪堆积的病症。中医认为,暴饮暴食,过食肥甘,劳逸不当,使脾胃运化功能失常,日久痰湿积聚体内而导致肥胖症。

推拿治疗肥胖症的原则是健运脾胃,祛化痰湿。

(1)按摩取穴与手法

患者分别取坐位和仰卧位及站位。

取穴

中脘、下脘、天枢、气海、腹结、三阴交、劳宫、合谷、足三里、丰隆(图4-20)。

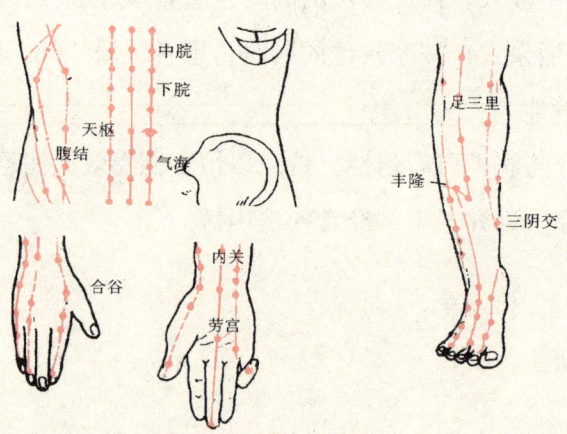

图4-20 肥胖症的取穴

手法

1）点、按、揉中脘、下脘、天枢、气海、腹结穴：患者取坐位，双腿一肩宽，身体放松。按摩者用拇指点、按揉每穴 2 分钟。

2）点按三阴交穴：点按双侧三阴交穴各 1 分钟。

3）叩揉肝脐部：右手握成空心拳以劳宫穴所在部位叩肝脐部，再按顺、逆时针方向各揉 50 下，脂肪多处加左手放在右手上用力运转。

4）推挤腹股沟：患者站立，两手分别放在两侧肋骨下，一只手用力从右推向左侧腹股沟处，另一只手从左推挤向右侧腹股沟处，各做 50 次。

5）按揉合谷、足三里、丰隆穴：各 2 分钟。

6）牵拉腰部：患者站立，腰部涂爽身粉，双腿叉开比肩宽。用一条新毛巾随腰部左右转动而牵拉，使腰部皮肤红润。

（2）注意事项

要科学进食，多食含纤维素多的食物，控制过多热量的摄入。

2. 糖尿病

糖尿病是一种常见的内分泌代谢性疾病。

中医学认为，糖尿病的发生是由于素体阴虚，饮食失节和情志失调等引起阴虚燥热，可分原发性和继发性两大类，原发者占绝大多数。按发病年龄又可分为幼年型及成年型。成年型的发病年龄在 40～60 岁，其占总发病率 60% 以上。

（1）按摩取穴与手法

患者分别取坐位、仰卧位与俯卧位。

取穴

承浆、百会、攒竹、太阳、劳宫、内关、合谷、足三里、三阴交、公孙、膈俞、肝俞、脾俞、肾俞（图4-21）。

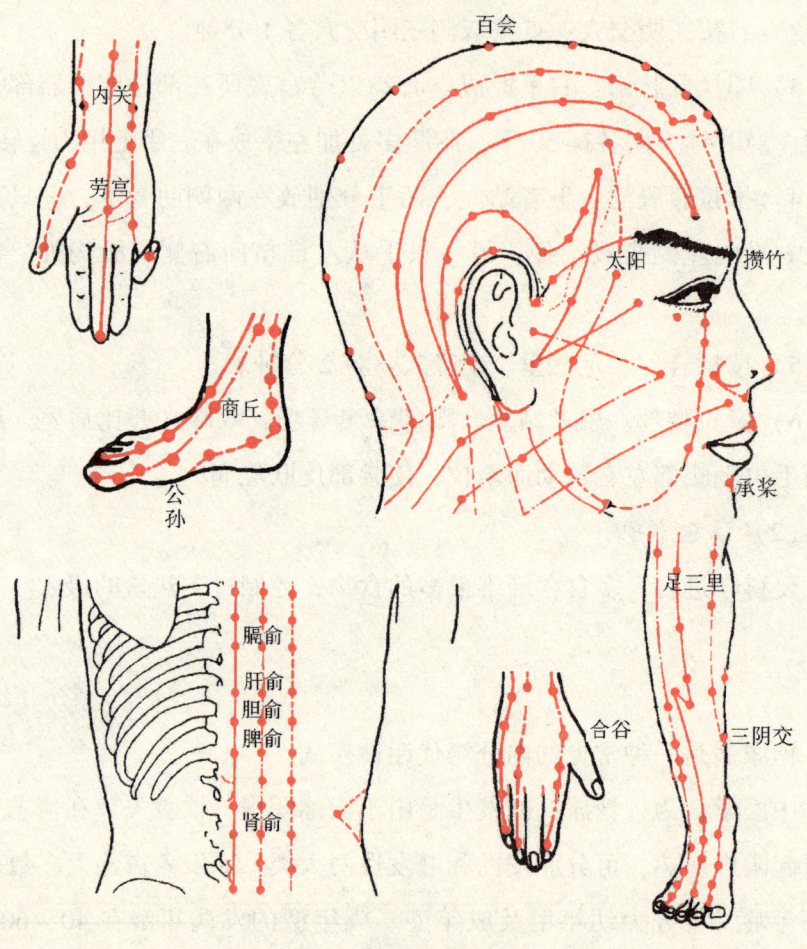

图 4-21　糖尿病的取穴

手法

1) 摩腹：两手掌根交替，以肝脐为中心摩腹 2～3 分钟，以透热为度。

2) 推腹：双掌分别放在两侧腹部，从上至下直推腹部 2 分钟。

3）擦腰、骶部：双手掌根着力，贴住腰部，用力向下擦至骶部，反复摩擦 3 分钟，以透热为度。

4）按摩承浆、百会、攒竹、太阳、劳宫、内关、合谷、足三里、三阴交、公孙穴：双手拇指端着力按揉，各 1~2 分钟。

5）推揉膀胱经：双手掌根交替，一边推一边揉，顺着脊柱两侧膀胱经，由上至下反复按摩 5 分钟，重点按摩膈俞、肝俞、脾俞、肾俞穴。

6）推尾骨至颈部：双手屈曲成虚拳状，拇指按在拳眼上，食指、中指横抵在患者的尾骨上。双手交替顺着脊背正中朝颈部方向推进，边捏边推，反复 5 分钟。

（2）注意事项

控制饮食，提倡低糖和粗纤维食物。戒烟、酒对本病的治疗有积极作用。

重症糖尿病应以药物治疗为主，对糖尿病酸中毒患者，不宜按摩。

3. 痛风

痛风又称高尿酸血症，是长期嘌呤代谢紊乱引起尿酸浓度过高，并沉积于关节、软骨、骨骺、肾脏等组织而形成的一组异质性疾病，男性多于女性，男女比例为 20∶1。

痛风的典型症状表现为反复发作的急性或慢性痛风性关节炎，病久以后会出现痛风石形成，甚至导致关节畸形，并伴有尿酸结石与尿路结石的发生。

（1）按摩取穴与手法

患者取坐位。

取穴

肝俞、三焦俞、足三里、解溪、阴陵泉（图 4-21）。

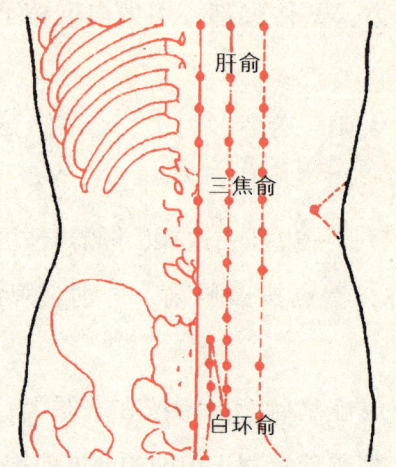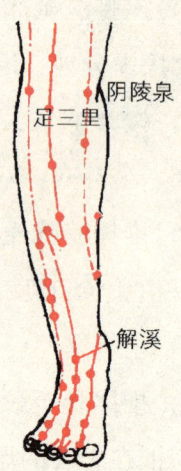

图 4-21　痛风的取穴

手法

1）按足三里、解溪、阴陵泉穴：各 2～3 分钟。

2）按肝俞、三焦俞穴：用拇指指腹用力按肝俞和三焦俞，再按肝俞至三焦俞的脊椎骨两侧各 2 分钟。

3）按、摩脚趾分叉基部：用拇指指腹以中等力度按脚趾分叉的基部各 30 秒，然后按摩 1 分钟，疼痛部位按摩时间可适当延长。

（2）注意事项

急性期应注意卧床休息，抬高患肢，一般应休息至关节痛缓解 72 小时后方可恢复活动。

五、神经精神系统

1. 神经衰弱

神经衰弱是一种精神系统的疾病,其原因尚不十分明确。多认为由于工作学习过分紧张,生活缺乏规律及长期的精神紧张所致,其症状主要表现有:疲乏(不是由重体力劳动所引起,休息后也得不到缓解)、失眠多梦、头晕脑涨、记忆力衰退、注意力不集中、烦躁易怒、怕声怕光、耳鸣眼花、精神委靡;心慌、面色潮红、手足发冷甚至发绀、气促、胸闷甚至呼吸困难;嗳气、腹胀、便秘或腹泻等。对神经衰弱采用按摩疗法非常有效。

(1) 按摩取穴与手法

患者取坐或仰卧位。

取穴

攒竹、百会、内关、神门、气海、关元、脾俞、肾俞、三阴交、涌泉(图4-23)。

手法

1)点攒竹穴:先用拇指抵住双侧,慢慢点2分钟,以局部酸胀感为宜。

2)揉前额:2分钟。

3)揉捻百会穴:以双中指用力2分钟。

4)揉内关、神门穴:以一手拇指指腹在另一手的各穴各揉2分钟;然后再换另一手。

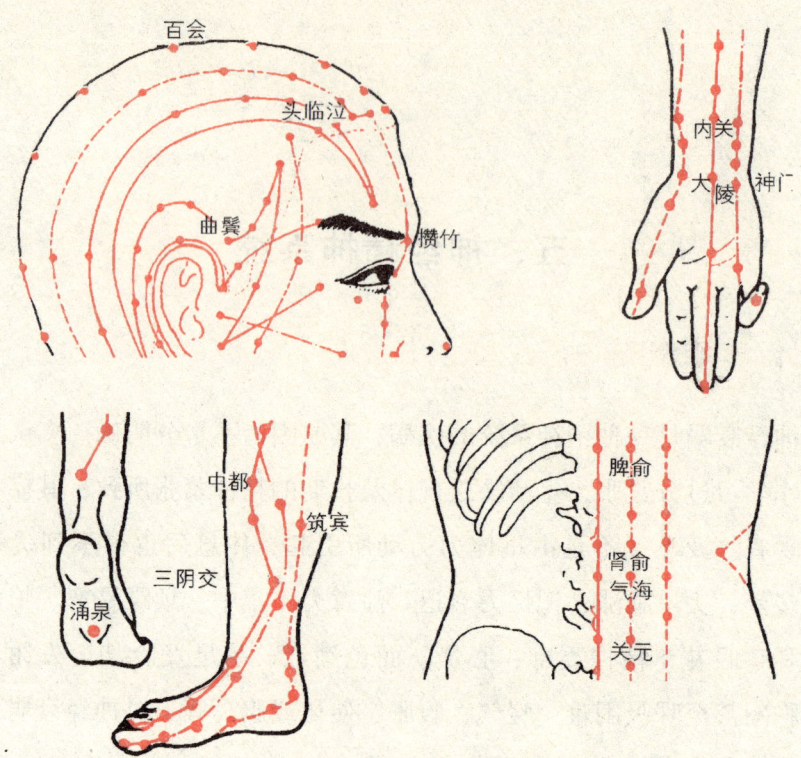

图 4-23 神经衰弱的取穴

5）拿头：张开五指，由前额始，至后颈，用力 30 次。

6）抹腹部：以食、中指贴紧腹部皮肤，做弧形划动 5 分钟，指力应透到皮下。

7）揉气海、关元穴：用拇指或食指抵住，缓慢揉各穴 2 分钟。

8）点揉脾俞、胃俞穴：各 2 分钟。

9）揉三阴交穴：用双手拇指分别按住双三阴交穴，用力按揉约 2 分钟。

10）搓脚心：把一圆球或小木棍放在脚心下，来回搓动，每脚搓 2 分钟。

（2）注意事项

笑口常开，培养开朗、随和的性格。家庭成员要关心体贴患者，使患者心情舒畅，精神愉快。

加强锻炼，劳逸结合，生活规律。创造尽可能好的睡眠条件。每晚用热水洗足并搓足底。忌常服安眠药和去痛片。

2. 精神疲劳

精神疲劳是指因工作繁忙、精神紧张、用脑过度及睡眠不足等引起头昏脑涨、全身酸软、精神不振、工作效率下降的一种综合表现。

精神疲劳患者除上述综合表现外，有时可见头痛、耳鸣、周身乏力、注意力不集中、烦躁、健忘等表现。

（1）按摩取穴与手法

患者分别取仰卧位、俯卧位。

取穴

印堂、太阳、百会、神门、内关、上脘、中脘、下脘、三阴交（图4-24，图4-25）。

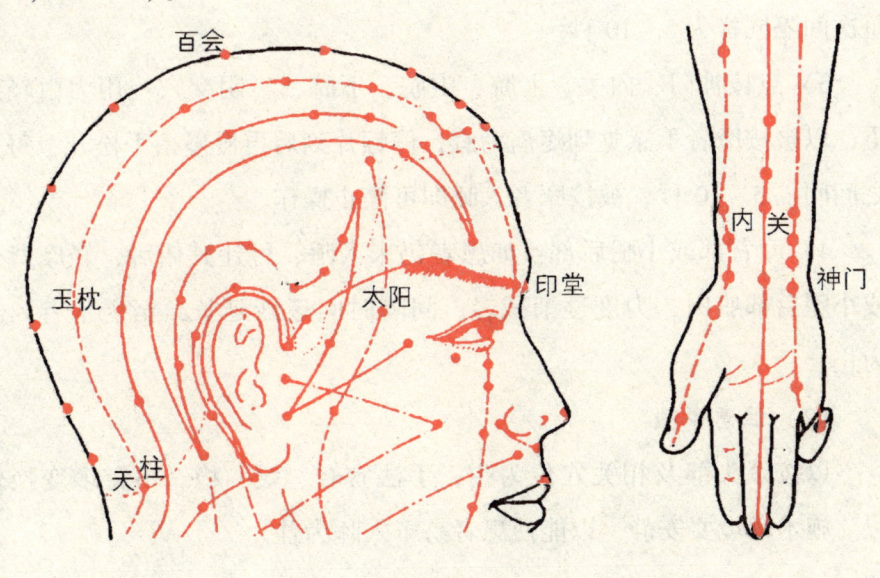

图 4-24　精神疲劳的取穴（一）

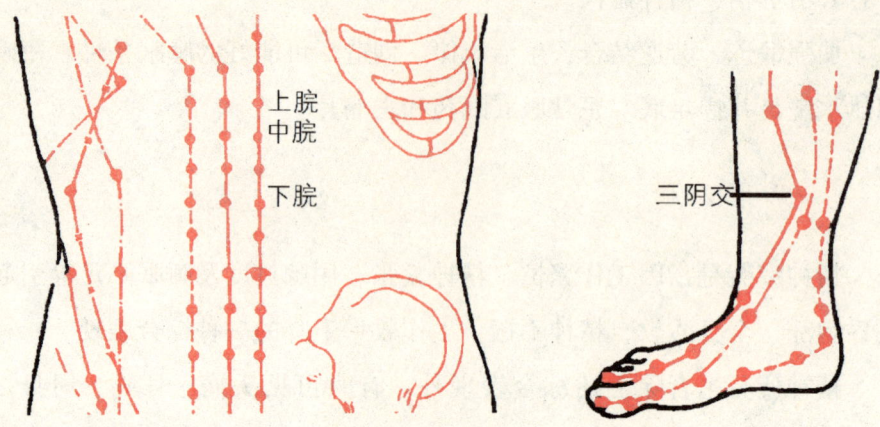

图4-25 精神疲劳的取穴（二）

手法

1）推印堂穴至发际：用双手大鱼际轻轻缓推印堂至发际，再向两侧分开推摩至太阳穴8～10次，每次之间停顿5～10秒。

2）推擦发际至百会穴：五指分开，由发际推擦至百会穴5～6次，每次间隔同样为5～10秒。

3）点按神门、内关、上脘、中脘、下脘、三阴交穴：用力由轻到重，以被按摩者不感觉到疼痛为宜，停顿片刻后再慢慢抬手松开，每穴之间间隔5～10秒，被按摩者入睡即可停止操作。

4）摩背部或小腿后部：如患者仍未入睡，可让其俯卧，轻摩背部或小腿后部肌肉，力度逐渐减轻，间隔时间逐渐延长，至受术者入睡为止。

（2）注意事项

以按摩头部及相关穴位为主，手法宜轻、缓、稳。不宜多变换体位。施术环境要安静，以能使患者易于入睡为佳。